지구 5차원 문명을 여는 빛의 일꾼

144,000과
12 차크라

의식상승시리즈 1

지구 5차원 문명을 여는 빛의 일꾼
144,000과
12 차크라

우 데 카 지음

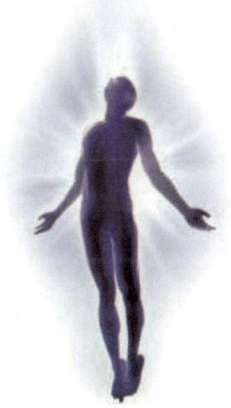

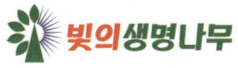

• 차 례 •

책을 펴내며 … 8
머리말 … 14

1부
마음을 여는 마스터키

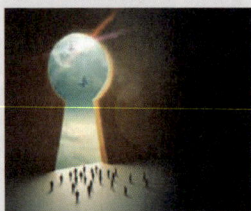

아무것도 잘못되는 것은 없습니다 … 20
Let it be … 24
진리란? … 26
신의 참모습 … 27
구원의 길 … 30
모탈세계에서의 영혼 여행 … 31
종교인과 영성인 … 33
유학과 한의학 … 37
인생의 주권자, 상위자아(上位自我) … 40
자유의지와 깨달음 … 44
하늘의 완전한 통제 … 47

2부
지구의 차원상승과
빛의 일꾼 144,000

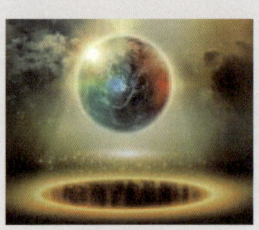

지구 행성의 졸업식, 차원상승 … 52
「은하철도999」와 문명의 진화 … 57
빛의 심판 … 59
차크라는 생명이다 … 63
빛의 생명나무와 144,000 … 66
정령의 역할 … 70
빛의 일꾼 144,000 … 72
문명의 종결자 … 74
황금나팔 소리 … 77
천사 그룹 … 80
그리스도(Christ) 의식 … 83

왜 12 차크라인가? … 90
차크라의 구조 … 95
차크라 오행(五行) … 97
영혼별 차크라 비교 … 99
오라(aura) 에너지 … 101
안테나와 채널의 진실도 … 104
의식각성도 … 107
채널이라는 미끼 … 110
몸 청소 … 115

3부
빛의 통로 12 차크라

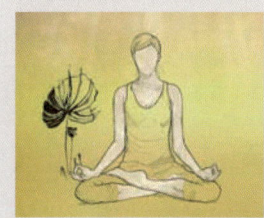

차크라 개통에 대한 진실 … 120
시험의 과정 … 124
차크라를 열어도 좋은 때 … 128
차크라를 열 수 있는 마스터(master) … 130
빛의 일꾼과 광자대 … 132
'빛을 본다'는 것의 숨겨진 의미 … 135
우주 계급장 찾아 주기 … 138
모순과 한계를 넘어서 … 141
성욕의 증가 … 144
사랑할 때와 의식이 깨어날 때 … 147
차크라 개통 후 부정성(否定性) … 151
차크라의 폐쇄와 재가동 … 155
차크라가 닫힐 때 나타나는 증상 … 159

4부
차크라의 개통과 폐쇄

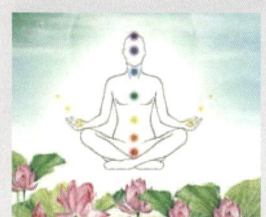

• 차 례 •

5부
봉인과 해제

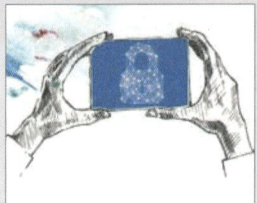

경락봉인(經絡封印) ···· 164

에너지를 많이 가지고 오는 경우 ···· 168

봉인의 유형 ···· 171

봉인의 해제와 조정 ···· 174

빛의 일꾼과 봉인 ···· 176

빛의 일꾼과 봉인의 해제 ···· 179

봉인의 목적 ···· 181

6부
차크라의 빛 치유

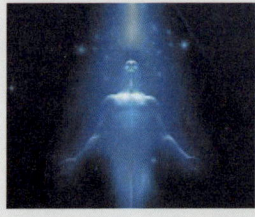

침술·기(氣)·차크라 치유의 차이 ···· 186

기(氣) 치유란? ···· 189

차크라의 빛 치유란? ···· 192

차크라 치유의 효과 ···· 195

일반병의 치유 ···· 199

암(癌) 치유 ···· 203

용(龍)들의 세계 ···· 206

용의 형상과 여의주 ···· 209

7부
차크라는
마법의 지팡이

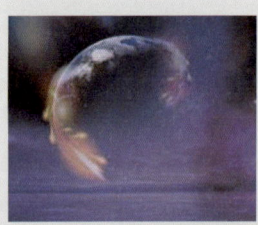

마음을 지배하는 매트릭스의 비밀 ···· 214

매트릭스의 도가니 ···· 218

차크라와 빛의 매트릭스 확장 ···· 223

차크라 에너지 조정 ···· 226

차크라는 마법의 지팡이 ···· 228

차크라는 요술램프 ···· 232

실험행성 지구와 게(Ge) 에너지 ···· 236

게(Ge) 에너지의 집적률 ···· 239

맺음말 ···· 244

激活查克拉的意味

- 查克拉是光之通道，全身的细胞以光苏醒过来，潜在能力开发，特异功能和智慧发挥。
- 激活经络和经穴而全身的气血循环变好，以增强免疫功能有了比普通人的20倍的治愈能力。
- 在头上无形的天线出现而与天上沟通，能看到灵界。
- 光涌进心轮而把灵苏醒过来，意识扩大，达到了感悟。
- 心灵之光扩大而减轻生活的否定性，迅速净化自我(ego)和业(karma)。
- 全身细胞的振动频率提高而会克服病毒困难。

The Significances of Chakra Awakening

- As chakras are the path of the light, every cell of the body wakes up into the light which will manifest itself. And so the preternatural power and the wisdom will be opened.
- By activating the Meridians and Acupoints, we get better the flow of blood and Qi and increase the immunity. And we can also get the healing power reaching 20 times than normal people.
- Spiritual (invisible and immaterial) antenna is set up above our head. We can communicate with the heavenly beings and see the spiritual world.
- As the light flowed in through our heart chakra wakes the spirit up, we can expand our consciousness and our enlightenment occurs.
- As the light decreases the negative characters in our life, we can quickly purify our ego and karma.
- As we change into the light body by increasing the oscillation frequency of our body, we can overcome the 'Virus Catastrophe'.

차크라 활성화의 의미

- 차크라는 빛의 통로로서 온 몸의 세포들이 빛으로 깨어나 잠재된 능력이 발현되며 초능력과 지혜가 열립니다.
- 경락과 경혈을 활성화시켜 몸의 기혈 순환이 좋아지고 면역력을 증가시키고 일반인의 20배에 달하는 치유능력이 생깁니다.
- 머리에 무형(無形)의 안테나가 설치되어 하늘과 소통하게 되며 영계도 볼 수 있습니다.
- 가슴 차크라로 유입된 빛이 영(靈)을 깨워 의식이 확장되고 깨달음이 일어납니다.
- 마음의 빛을 확장시켜 삶의 부정성을 줄이고 에고(ego)와 카르마(karma)를 빠르게 정화합니다.
- 몸의 진동수를 높여 빛의 몸(light body)으로 변화되며 바이러스난(亂)을 극복할 수 있습니다.

チャクラ活性化の意味

- チャクラは光の通路として、全身の細胞が光で目を覚まして、潜在された能力が発現され、超能力と知恵が開きます。
- 経絡と経穴を活性化され、体の気血循環がよくなれ、免役力を増加させて、一般人の20倍に達する治癒能力が生じます。
- 頭に無形のアンテナが、設置され、天と疎通するようになれ、霊界も見るようになります。
- 胸のチャクラに流入された光が、霊を覚まして、意識が拡張され、悟りが起こります。
- 心も光を拡張させて、生の否定性を減らし、エゴとカルマを早く浄化します。
- 体の振動数を高めて、光の体に変化されるし、ウイルス乱を克服することができます。

• 책을 펴내며 •

〈의식상승 시리즈〉를 시작하며

1. 이 책이 나오기까지

이 책은 우데카 팀장이 「빛의 생명나무」라는 카페를 통해 차크라에 대해 연재한 글을 재구성하여 펴낸 것입니다. 글이 시처럼 쓰여져 있기 때문에 처음 보는 분은 낯설게 느낄 수 있습니다. 그러나 우데카 팀장이 글을 쓰는 모습을 보면 그 이유를 알게 됩니다. 바쁜 일상 속에 잠시 짬이 나면 **낡은 폴더폰을 열어 한 땀 한 땀 수를 놓듯** 독수리 타법으로 정성스럽게 일필휘지一筆揮之로 글을 써내려가며, 퇴고 없이 바로 카페에 글을 올립니다. 글이 길어 화면에 잘리면 줄을 바꾸고 그렇게 하다 보니 우데카 팀장만의 독특한 스타일의 글이 나온 것입니다.

2. 저자 우데카 팀장은 누구인가?

'우데카'라는 필명은 2년 전에 **'우주의 섭리를 바로잡는다'**라는 뜻으로 하늘이 채널러channeler를 통해 내려준 이름입니다. 팀장님 말씀으로는 '굳이 싫다는데~' 하늘이 이름과 사명을 부여했다고 합니다. 우데카 팀장은 한 줄기 빛과 같은 분입니다. 하늘에 대한 믿음과 빛의 방식을 고집하는 그 분에게 세상의 부귀영화는 아무런 의미가 없습니다. 하늘과 소통하면서 어떨 땐 하늘과 맞서 싸우기도 하는 당당함을 보면 불경不敬한 것처럼 보이지만 **'하늘이 일하는 방식'을 가장 잘 아는 분**이라고 여겨집니다.

우데카 팀장은 9세 때 워크인walk-in, 영혼교체이 되면서 언어장애(봉인封印)가 생겨 12년 동안 말 한마디를 제대로 못하였습니다. 철저한 고독 속에서 끊임없는 내면과의 대화와 사색과 독서로 일찍부터 종교, 철학, 사상 등을 두루 섭렵하였습니다. 대학 1학년 경에서야 말문이 열리기 시작하였고, 생이지지生而知之의 지혜와 지식으로 종교인, 교수, 한의사, 의사를 비롯한 일반인을 상대로 **기존관념을 깨는 파격적인 강의**를 시작하여 20여 년 동안 수많은 강의를 무료로 해오신 분입니다. 지금도 교안 하나 없이 하루종일 강의하는 것이 신기할 뿐입니다.

3. 「빛의 생명나무」에서 축적된 생생한 체험담이자 대우주의 비밀

「빛의 생명나무」는 수많은 채널러와 영안이 열린 사람(홀로그래머hologramer)을 육성해 내고 있으며, 끊임없이 하늘과 소통하고 의식각성을 위해 공부하는 곳입니다. 우주와 신, 영혼과 종교, 인류의 역사와 미래, 인체의 신비와 한의학 세계 등 그동안 베일에 가려져 있었던 신비의 영역과 우주의 비밀을 하나하나 밝혀내고 있습니다.

하늘의 진리를 듣고 보면서 지금까지 그 누구도 접하지 못했던 놀

라운 사실들에 스스로도 적잖이 놀라지 않을 수 없었습니다. 진리에 대한 철저한 검증을 위해 하늘의 소식이라 할지라도 메시지의 근원과 '진실도'를 항상 체크해야 한다는 것을 처음으로 밝힌 분도 우데카 팀장이었습니다. 수많은 시간을 하늘과 소통하며 공부하고 축적된 방대한 지식과 정보들 중 일부를 인류의 의식 상승을 위해 출판하게 된 것입니다. 이 책은 철학적 사유만으로 혹은 고전을 인용한 짜집기식의 책이 아니라 「빛의 생명나무」에서 있었던 **생생한 체험담이자 우주이법에 대한 진지한 탐구의 결과**입니다. 누군가는 말도 안 되는 소설 같은 얘기로 치부할지 모르나 엄연한 현실이며 진실임을 알아차리기를 기원합니다. 이 책의 종합적인 **진실도는 86%**임을 밝힙니다. 대부분 고전들의 진실도가 40%도 안 된다는 점을 감안하면 본서는 진리에 목말라 하는 인류에게 최고의 선물이요 **경제공황과 자연재해를 속수무책으로 맞이하는 인류들에게 새로운 이정표**가 될 것입니다.

4. 차크라의 진정한 의미

시중에 출간된 차크라 관련 서적을 보면 어려운 산스크리트어를 넣어가며 차크라에 대해 설명한 번역 수준의 책에서부터 힐링이나 깨달음을 위해 차크라를 어떻게 활성화시키는가를 다룬 책들이 대부분입니다. 그러나 차크라는 여는 것이 목적인 의식으로는 차크라를 열 수도 차크라의 진정한 의미를 알 수도 없습니다. 단언컨대 **차크라는 목적이 아니라 수단임**을 천명闡明합니다.

5. 지금 우리는 어떤 시대에 살고 있는가?

지금 우리는 그 어느 때보다도 물질의 풍족함 속에서 살아가고 있습니다. 이런 현대인의 삶을 3차원적 삶이라고 말합니다. 눈에 보이는 물질과 그것을 뒷받침하는 과학이 이룩한 의식이라고 할 수 있습니다. 그러나 이 세상에는 보이지 않는 세상도 존재합니다. 영혼과 귀신, 한의학의 기의 세계 등은 보이지 않지만 엄연히 존재하는 세계이며 이들은 4차원 이상의 세계입니다.

우리가 사는 지구행성은 3차원에 최적화되어 설계되었습니다. 눈과 귀로 보고 들을 수 있는 빛과 소리의 영역이 3차원적 세계로 제한된 것이 그 예입니다. 3차원을 사는 사람이 귀신 이야기를 하면 이상하게 보이는 것이 당연합니다. 이것은 차원의 차이에서 비롯된 것입니다.

그러나 하늘은 **이 시대가 '차원상승의 시대'**라고 전합니다. 3차원의 지구행성이 5차원으로 상승하는 변혁기라고 합니다. 90% 이상의 현대인들이 3차원적인 몸과 의식으로 살아가고 있는데, 지구행성은 5차원으로 껑충 도약을 한다는 것입니다. 하늘은 이제 광자대$^{Photon\ Belt}$와 36가지 창조근원의 빛을 통해 인류의 몸과 의식을 깨우며 바빠지기 시작했습니다. 이 책 역시 지구의 차원상승과 대우주의 변화가 임박한 시점에서 어둠을 밝혀주는 생명의 서書이자 새로운 시대를 여는 하늘의 소리라는 시대적 사명을 갖고 있습니다.

하늘의 문은 참 좁습니다. 5차원의 문도 좁습니다. 우리의 의식은 3차원 물질에 대한 욕망과 집착을 내려놓고 사랑으로 채워야 합니다. 기존의 지구라는 '우물 안'을 벗어나 대우주의 일원으로 의식의 확장과 하늘과 소통이 이루어져야 합니다. 내 것 네 것 따지고 옳고 그른 것을 따지는 자본주의와 사회적 정의에서 벗어나 너와 내가 하나 되는 전체의식과 빛과 어둠의 통합의식, 양심법에 따른 하늘마음을 키워나가야 합니다. 이것이 곧 의식의 상승이며 각성입니다. 이 책을 통해 각자의 소임과 책임을 자각하고 대우주의 법칙에 눈을 떠 지구의 5차원 문명을 여는 주역이 되시길 바랍니다.

차크라는
인류를 5차원 의식과 빛의 몸으로 거듭나게 하는
하늘의 비방秘方이며
천심天心을 가진 자에게 주는
하늘의 선물입니다.

6. 본서는 어떻게 읽어야 하는가?

이 책은 처음 들어보는 새로운 이야기입니다. 문장 하나하나가 시처럼 되어 있듯 **이 책은 시집처럼 읽어주십시오**. 한 문장 한 문장을 음미하면서 정독精讀하고 「빛의 생명나무」 온라인 카페도 가입하여 끊임없이 업데이트되고 있는 정보도 탐독耽讀하고 「우주학교」 오프라인 강의도 들어보시길 추천합니다.

이 책은 차크라를 말하고 있지만 차크라를 통해 인간 내면에서부터 대우주까지 방대한 주제를 다루고 있습니다. 사람의 의식수준은 천층 만층 다양해서 결국 자신이 준비한 그릇 만큼밖에는 볼 수 없는 것이 현실입니다. 그마저 비우지 않는다면 새로운 지식은 결코 담기지 않을 것입니다. 이 책은 기존의 지식과는 판이하고 심지어 당연한 것으로 믿어왔던 사실과 정반대의 진실이 곳곳에 복병처럼 숨어있기에 한두 구절에 걸려 선택의 기로에 서서 머뭇거리며 서성대는 많은 독자분이 예상됩니다. 그런 독자분을 위해 **내면의 영적 소리와 끌림에 귀기울이시기를 기도드립니다.** 당신은 몰라도 당신의 내면의 끌림은 자꾸 이 책을 뒤적이게 할 것입니다.

7. 감사의 글

끝으로 처음부터 한결같은 마음으로 팀원들과 동고동락하며 이끌어주시는 우데카 팀장님과 사랑과 자비, 연민 속에서 함께 하고자 마음을 내서 동참해주시는 「빛의 생명나무」 모든 회원님들께 사랑과 감사의 마음을 전합니다. 또한 언제나 저희와 함께 해주신 가브리엘 그룹 천사님을 비롯한 천상정부 천사님들과 수고해주신 수많은 천상의 고마운 분들께 감사와 존경을 표합니다. 끝으로 세상에 우연히 일어나는 일은 없듯이 이 책을 통해 앞으로 만날 독자분께도 깊이 감사드리며 〈의식상승 시리즈2〉에서 다시 만날 것을 고대하겠습니다.

2015년 11월
편집자

• 머리말 •

차크라는 판도라의 상자

인간은 세 가지 봉인封印을 하고
살아가고 있는 우주적 존재입니다.

경락 봉인	노궁혈과 용천혈 봉인
자기장 봉인	기억 봉인
중력 봉인	시간과 공간의 제약

차크라를 연결한다는 것은
12 경락을 중심으로 하는 우리 몸의 기氣 순환 형태를
12 차크라 중심의 빛 순환으로 전환하는
우주적인 사건입니다.

차크라 연결을 통해 이룰 수 있는 것은 다음과 같습니다.

• 몸의 진동수가 높아집니다.
• 기 순환의 몸에서 빛 순환의 몸으로 바뀝니다.
• 오라 에너지가 빛으로 방사됩니다.
• 의식이 상승됩니다.

- 모든 초능력의 바탕이 되는 빛의 몸으로 변화됩니다.
- 5차원의 빛을 통한 차크라 치유가 가능합니다.
- 만인성불萬人成佛의 시대를 준비하는 천상의 선물을 받게 됩니다.
- 하강하는 영혼들의 상징이며,
  빛의 일꾼이 되기 위해 꼭 필요한 절차입니다.

이제 곧 하늘이 준비한 마스터master들의 시대가 펼쳐질 것입니다.

마스터 (master)	빛	72명	빛 차크라
	어둠	72명	기 차크라
빛의 일꾼		144,000명	
빛의 조력자 (헤요카 heyoka)		1억 2천만 명	

우데카 팀장은
빛의 12 차크라를 온전히 열 수 있으며
어둠의 마스터들이 여는 차크라는
4차원의 기 차크라로서
4차원 영계와 접속된 힘과 에너지로
일명 흑마술이라고 합니다.
4차원의 탁한 에너지 유입에 의해
심각한 부작용이 나타날 것입니다.
알곡과 쭉정이를 구별하기 위한 하늘의 시험들이
차크라를 열어준다는 사람들과 함께 시작될 것입니다.

차크라는 지금까지 우주의 비밀이었으며

천상의 비밀계획이었습니다.
이제는 그때가 되어 빛과 어둠의 역할자들에 의해
빛 차크라와 어둠 차크라가 동시에
열리게 될 것입니다.

차크라는 인류에게 판도라의 상자가 될 것입니다.
의식의 각성이 이루어지지 않은
인자(人子)들에 의해 열리는 어둠의 차크라는
자신을 태우고 타인의 몸과 마음을 피폐하게 만들 것입니다.
오직 특수한 능력만을 쫓는 인자들이 있을 것이며
그로 인해 발생하는 부작용들과
아픈 사연들로 천지가 진동할 것입니다.

모든 것은 예정대로
하늘의 계획대로 진행될 것입니다.
완전한 통제 속에서
빛의 일꾼들에게만 주는 특권인
빛 차크라를 통해
3차원 지구의 물질문명은 종결될 것이고
5차원 정신문명의 시대를 열게 될 것이며
만인성불(萬人成佛)의 시대를 열 것입니다.

살 자와 죽을 자를 구분하고
남을 자와 떠날 자를 구분하고
하늘 사람과 땅 사람을 구분하고
빛의 사람과 어둠의 사람을 구분하는

알파와 오메가가 차크라에 있습니다.

하늘은 하늘이 정한 길을 갈 뿐입니다.
이 우주에서 잘못되는 것은 아무것도 없습니다.

2015년 11월
청주에서
우데카

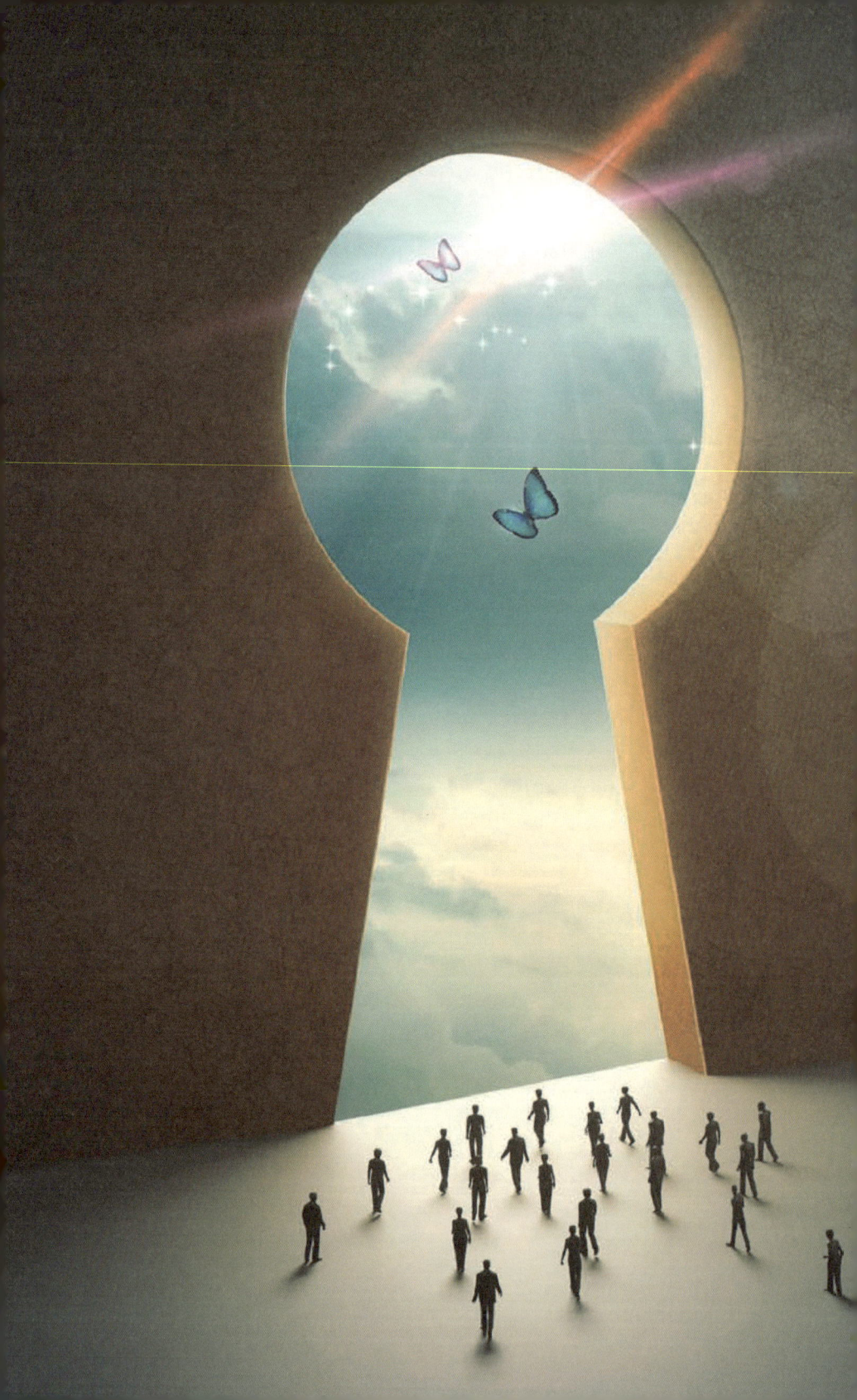

1부
마음을 여는 마스터키

배움은 비움이요 내려놓음입니다.

기 허 즉 수 물   심 허 즉 수 도
器虛則受物 心虛則受道

새로운 것을 얻으려면
먼저 기존의 옳고 그르다고 판단했던
수많은 것들을
비우고 내려놓아야 합니다.

아무것도 잘못되는 것은 없습니다

이 우주에선 아무것도 잘못되는 것은 없습니다.
그렇게 생각하는 마음이 있을 뿐입니다.
모두가 자신의 선택이며,
미안해 할 것도 없습니다.

삶의 여정은
누구에게나 고유하고 다양합니다.
자신과 다른 모습을 하고
다른 삶을 사는 것처럼 보일 뿐
누구에게나 삶의 무게는 공평합니다.

지금 자신의 삶이 고단하고
어렵게만 느껴진다 해도
그 시련은 자신에게 도움이 되고
필요해서 체험하는 것입니다.

나보다 쉽게 사는 사람은
이미 나와 같은 과정을 겪고 난 영혼이거나
아직 시련을 겪지 않았을 뿐입니다.
이 우주에서 당신이 손해 볼 것은
아무것도 없습니다.
그냥 가던 길을 가고
오던 길을 오면 됩니다.

아무에게도 미안하다거나
잘못됐다고 생각하지 마세요.

이 우주에서 잘못되는 것은 아무것도 없습니다.
필요해서 일어나고
인과因果가 있어 일어나는 것일 뿐
당신을 괴롭히고 아프게 하고 미워해서
일어나는 일은 결코 없으니까요.
삶에서 주어지는 시간이 누구에게나 공평하듯
신의 사랑은 공평하고 무한하기 때문입니다.

어떤 일이든, 어떤 길이든 지름길은 있습니다.
그렇다고 지름길만 진리의 길이라고
외치는 사람은 오히려 조심해야 합니다.
그런 사람은 언제나, 어디에든 있고
앞으로도 있을 거니까요.

무소의 뿔처럼 자신의 길을
혼자 가면 됩니다.
혼자가 외롭다면
길을 걷다가 만나는 사람과
길동무하면서 같이 가세요.

당신에게 잘못된 길을 간다고 비난할 사람은
세상에 아무도 없습니다.
당신을 아껴주고 진실로 사랑하는 사람일수록

당신의 결정을 존중해 줄 테니까요.

당신은 성인聖人이며
우주에서 지구까지 와서
3차원 삶을 사는 영혼으로서
우주 최고의 존엄한 존재입니다.

신의 사랑은 무한합니다.
한 번의 삶으로 배울 수 있는 것이
생각보다 많지 않습니다.
어떤 이는 천 번을 살아야 깨닫고
어떤 이는 오백 번,
어떤 이는 백 번이면
충분한 사람이 있을 뿐입니다.

당신이 천 번의 삶과 죽음을 겪고도
아직도 사랑이 부족하고
더 많은 물질적 풍요를 체험하고 싶고
권력과 명예를 가지길 원하고
더 많은 이성과 사랑을 나누기를 원한다고 해도
신은 언제나 당신 편이고
그렇게 될 것이니까 걱정하지 마세요.
그러니 맘껏 오던 대로, 가던 대로,
하던 대로 하면 됩니다.

우주의 법칙을

조금이라도 아는 사람이라면
그 누구라도 당신에게
아무것도 강요할 것도,
강요할 수도 없음을 잘 아니까요.

삶을 즐기세요.
기회는 평등하고 신의 사랑도 늘 공평합니다.
우리 모두는 신의 자녀이며
내가 그토록 미워하고 시기하고 질투하는
심지어 나의 원수마저도
신이 가장 사랑하는 자녀들이니까요.
아무것도 잘못되는 것은 없습니다.
당신의 삶에서 신의 속성을 닮아가고
신이 되는 연습을 하는 것이니까요.

세상에 배움 아닌 것이 없으며
삶은 매순간 선택이고
시작이고 완성이니까요.
아무것도 잘못되는 일은 없습니다.

Let it be*

Let it be
'그냥 두세요'라는 뜻. 영국 팝그룹 비틀즈(Beatles)의 노래 제목으로도 유명함.

내가 아는 누군가가
분명히, 명백하게 잘못된 길을 가고
길을 잃은 것처럼 100% 확신한다고 해도
그냥 지켜만 보십시오.
그 상황에서 오는 경험과 체험이
그 영혼에게는 꼭 필요한 체험이고 배움이며
삶의 여정이며 과정임을 이해하세요.

그들 모두, 고차원 자아가 있으며
자신들이 3차원 지구행성에서
실행할 계획이 있습니다.
나와는 삶의 여정이 다르다는 것을 이해하십시오.
그가 처한 상황에서 받는 고통과 고난은
단지 치유와 성장을 위한 것이지
신의 형벌이나 처벌이 아니니까요.

그들을 존중하세요.
조급해 하지 말고 서두르지 말고
사랑으로 기다리고 또 기다려 주십시오.

모든 영혼은 완성에 대한
간절한 갈망으로 살아가고 있습니다.
비록 의식은 낮고 자신이 누구인지는 잊었지만

내면으로는 자신이 누구인지를 다 알고 있습니다.
삶이 다양한 이유가 여기에 있습니다.

저마다 행복의 기준과
만족의 기준이 다른 이유는
의식 수준이 모두 다르기 때문입니다.

**당신이 아무리 좋고 옳다고 생각하는 것이라도
어느 누구에게 세 번 이상 권하지 마십시오.
그렇게 강요하는 당신이
오히려 그가 하고 있는 공부를 방해하는 것입니다.**

그러니 제발 그냥 두세요.
그에게는 아무 문제가 없습니다.
자기 영혼의 삶을 본래 설계대로,
본래 계획대로 잘 살고 있을 뿐입니다.
훈계하고 가르치다 화내는 당신에게
더 큰 문제가 있음을 눈치 채십시오.

우리 모두는 각자의 의식수준에서
최선을 다해 살고 있습니다.
나와 같지 않다고 그가 잘못된 것이 아닙니다.
우주에서는 아무것도 잘못되는 것은 없으니까요.

그냥 두시면 됩니다.
그것이 공부입니다.

진리란?

진리란
자기 의식 수준에 따라 끌리는
의식의 에너지장입니다.
삼라만상 나투는 사바세계에 진리 아닌 것이 없는데
누구에게는 진리인데
누구에게는 진리가 아닌 이유가 여기에 있습니다.

진리는 제한된 의식 때문에
언어의 감옥에 갇히거나 인식의 한계에 갇히게 됩니다.
깨달음이란 좁은 의미에서는
자기 의식 수준에서
그저 한 단계 상승하는 것에 불과합니다.

진리는
우리 삶을 지탱하는 사랑 속에 숨어서
작용하는 원리입니다.
사랑의 확장 없이는
보일 수도 느낄 수도 만져볼 수도 없는
마법의 성城과 같습니다.

진리는
사랑 없이는 존재할 수 없는
에너지이자 원리이자 의식의 총합입니다.

신의 참모습

부모는
자신이 사랑하는 자식에 대해
주인이자 하인입니다.
하나님은
자신이 창조한 우주 만물의
주인이자 하인입니다.
동시에 하나님은 우리 인간들의 주인이면서
하인입니다.
누구나 사랑의 봉사자는
스스로 낮은 곳에서 임하는 겸손한 하인입니다.
그것이 곧 우주의 사랑이며 대원리입니다.

자식을 키워본 사람은 부모의 위치가
주인이자 가장 낮은 하인이자
평생 빚쟁이라는 것을 알 것입니다.
부모로서의 책임과 역할을 통해
신의 속성을 배우고 알아가고 닮아가는
여정에 있습니다.
신은 결코 멀리 있지 않으며
가장 가까운 내 가족 내 이웃과
우리 모두가 신입니다.

예수의 위치는 바로 하인으로서 온

신의 모습 중 하나일 뿐입니다.
신은 우리의 주인이자 하인임을 자처합니다.
겁주고, 심판하고, 몰아 부치는 신이 아니라
생활 속에서 우리와 친구이고
삶의 작은 속삭임 속에서
우리를 지켜보는 관찰자입니다.

요즘 가장 좋은 부모는
자녀와 친구가 되어주는 자상한 부모이지만,
지구의 역사 중에는
인류의 의식이 성장하지 못한 시기에 나타났던
회초리를 들고 심판하는
엄한 아버지로서의 신이 필요하기도 했었지요.

이제는 성장하고 출가할 시기가 된 자녀에게
겁주고 심판하는 깡패 같은 신은
더 이상 필요하지 않습니다.
신은 기꺼이 자신이 창조한
우주 만물의 주인이자 하인입니다.
만물의 영장인 인류만이
신을 두려워하고 이 두려움 속에서
신의 참모습을 잊어 버렸습니다.

우주의 법칙은
주인이 하인이 되어야 하는 법칙입니다.
세상의 법칙은

하인이 주인의 법칙을 배우는 것입니다.
사람마다 공부의 수준이 다르지만
신은 바로 여러분 자신의 모습으로
주인이면서 동시에 하인으로 계십니다.

주인과 하인의 경계에 친구가 있습니다.
신은 여러분과 친구일 때가
보기 좋다고 합니다.
신을 그저 친구로 느낄 수 있는 사람이라면
그는 분명 이 땅 가장 낮은 곳에서
하인이기를 자처한 사람일 것입니다.

구원의 길

인간에게 자신의 신성함을
깨닫는 것 이외에는
다른 구원의 길은 없습니다.
인간은 그것을 실현하는 씨앗입니다.

신은 인간이 자신과 동료가 되길 원하지
결코 구걸하는 자가 되는 것을 원하지 않습니다.
신에게 이름이 있다면
그건 '사랑'입니다.

내부에서
신을 찾고 볼 줄 알고
외부에서
우주를 발견하는 사람이 되십시오.

모탈세계에서의 영혼 여행

모탈mortal❖세계란
물질 체험을 하는 영혼이
다른 육체를 받기 위해서
반드시 죽음이라는 과정을 통과해야만 하는
3차원 윤회 시스템을 표현하는 용어입니다.

모탈(mortal)
죽어야 할 운명의, 반드시 죽는.

「유란시아서The Urantia Book」❖에서는
'필사자必死者'라고 표현하고 있으며
죽음을 통해
새로운 몸을 얻어야만 하는 운명을 말합니다.
모탈세계의 주기는 기본이 70살 정도이고
길어야 100살을 넘지 않습니다.

유란시아서 (The Urantia Book)
유란시아는 지구의 다른 이름. 1955년 시카고〈유란시아 재단〉에서 출판한 책으로 채널링(channeling)을 통해 기록됨. 창조주, 대우주의 구조, 지구의 역사, 예수의 일생과 가르침 등을 다루고 있음.

모탈세계의 주기를 결정하는 것은
그 행성들이 처해 있는
산소 농도와 자기장, 천공 등 외적인 환경요인과
문화와 문명의 발전 정도와
개인적 삶의 프로그램 내용들입니다.

태어나면 반드시 죽어야만 하는
모탈세계를 이해하지 못한 인류에게
축복이 되어야 하는 죽음이
두려움과 공포의 근원이 되었으며

그로 인해 4차원 공간의 심한 왜곡을 초래하며
참담한 비극의 원인이 되었습니다.
이렇게 해서 존재하지도 않는 천국과 지옥이
모탈세계를 사는 인류의 감옥이 되었으며
종교계에서는 천국과 지옥을 이용해
인간을 종교적 도그마^{dogma}에 가두어 버리고
오늘도 허기(許可)낸 상인의 모습으로
천국과 극락으로 가는 티켓을 팔고 있습니다.

모탈세계를 살아갈 수밖에 없는 인간의 의식은
지구 대기권을 벗어나지 못하는 것을
당연하게 생각하며
그런 사람들이 천국과 극락에 대한 환상을
떨쳐내기는 어렵습니다.

'의식이 열렸다'고 말할 때
그 의식의 각성을 결정하는 요인들이 있습니다.
자신은 어디서 와서 어디로 가는지
자신이 누구이며 왜 지구에 태어나 있는지
'나'라는 사람은 어떤 영혼의 아바타^{avatar}✚인지
이 모든 것을 우주적 지식과 지혜로 채워야
비로소 모탈세계를 벗어날 수 있는
궁극적 지혜가 열립니다.

아바타(avatar)
분신(分身), 화신(化身). 지구의 모든 인간은 육신이라는 옷을 입고 살아가는 고차원 영혼의 아바타임.

종교인과 영성인

세상에서 가장 좋은 벗은 자기 자신이며
가장 나쁜 벗도 자기 자신입니다.
자신을 구할 수 있는 큰 힘도
자기의 내면 속에 있으며
자기를 해치는 가장 무서운 칼도
자기 자신 속에 있습니다.

외부에서 신을 찾는 사람은
직업적인 종교인이 되거나
교리에 갇힌 신앙인이 되거나
도인道人 흉내를 내는 사람이 될 뿐
신을 찾는 데는 실패합니다.

자신의 내면에서 신을 찾는 사람은
경계가 없기 때문에
자유인이 되거나 자연인이 됩니다.

영혼의 신성함을 믿는 사람을
영성인靈性人❖이라고 합니다.

자기 안에 있는 신을 발견하게 되면
수많은 종교와 사상, 철학들은
오염된 텍스트text에 불과하다는 것을

> 영성인(靈性人)
> 나를 믿고
> 나를 사랑하고
> 나를 의지하며
> 묵묵히 갈 수 있을 때만이
> 영적 독립을 이룬
> 진정한 영성인이
> 될 것입니다.

알게 됩니다.

공부란 가슴 속에 있는
신을 찾아가는 긴 여정입니다.

모탈세계에서
자신이 신성하다는 깨달음을 얻기 위해서는
적게는 단 한 번의 생에서도 가능하지만
보통 천 번의 윤회를 거쳐야만
가능하다고 합니다.

모순 덩어리이며 열등감에 사로잡혀 있으며
사회적으로 별 볼일 없는 자기 자신이
신이라는 사실을 인정하고 깨닫는 것은
결코 쉽지 않은 일이기 때문입니다.

신에 대한 오해와
불완전한 이해를 극복하는 것이
공부의 과정이자
삶의 과정이며
자신과 우주가 분리되어 있지 않고
하나로 연결되어 있다는
전체성oneness을 이해하는 과정입니다.

생명을 가진 모든 것들은
신성한 존재입니다.

우리 모두는 자기 가슴 속에
신성과 양심, 영혼이라는
모나드monad❖를 가지고 있습니다.

모나드(monad)
단자(單子).
모든 존재의 기본이 되는
비물질적 실체.

이 모나드들은 서로 분리되어 있어
서로 관계 없어 보이지만
서로 연결되어 있습니다.

우리 모두는 영혼의 고향인
신에게로 돌아가는 우주 여행자입니다.
보이는 것들은 보이지 않는 것들을
결코 이길 수 없습니다.

힘들고 어렵고 고단한 3차원 지구에서의 삶은
언뜻 보기에 누군가는 더 우월해 보이고
누군가는 열등해 보이지만
누구나 삶의 고유한 여정이 있기에
존중 받아야 합니다.

친한 친구일수록
자기에게 아무것도 바라지 않고
자기의 자유의지를 존중해주며
자기와 동행해 줍니다.

신에 대한 오해가 줄어들수록
신에 대한 편견이 줄어들수록

신은 그저 자기와 동행하는
친구일 뿐이라는 것을 알게 될 것입니다.

신에 대한 최고의 진실은
신은 우리에게
아무것도 원하는 것이 없다는 사실입니다.

오직 사랑하고, 사랑을 확장해서
집으로 돌아오길 바랄 뿐입니다.
집으로 돌아가는 여행에서
조금 일찍 돌아가고
조금 늦을 뿐입니다.

인간과 신 그리고
영혼에 대해 알고 나면
이 우주에서 잘못되는 것은
아무것도 없다는 것을 알 수 있습니다.
오직 체험과 공부,
성장과 진화가 있을 뿐입니다.

물질적 세계는 환영일 뿐입니다.
영원한 건 내 가슴 속에 있는
한 줄기 '사랑'이며
이보다 더 소중한 건 없습니다.

유학과 한의학

눈에 보이고 느끼는 것만이 전부가 아닌
보이지 않는 우주의 질서 속에서
인간은 성장하고 진화하고 있습니다.

우리가 사는 현실을 3차원❖이라 하고
죽어서 가는 사후^{死後} 세계를
4차원 영계라 합니다.
사랑의 완성을 이룬 자들이 가는
5차원을 멘탈계라 합니다.
6차원은 기하학의 세계이자
구조적인 세계인 붓다계를 말합니다.
마음공부의 과정은 3차원에서 5차원까지이며
정신공부의 시작은 6차원에서 진행됩니다.

그 중에 동북아시아에서
독특한 진화 구조를 통해
공부하고 가신 분이 있는데
그들이 바로 유학자들이고
유학이 갖는 특별한 의미입니다.

정신문명은
물질적 토대를 기초로 하여 꽃을 피우는데
유학이란 농경문화를 바탕으로 성장한

> **현실을 3차원**
> 대우주는 존재의 진동수 대역과 그에 따른 의식수준에 따라 1차원 광물계, 2차원 식물계에서부터 창조주 하나님이 계시는 15차원의 파라다이스까지 다양한 차원으로 펼쳐져 있으며, 각 차원은 다시 12단계로 세분화됨.

붓다계의 한 계열입니다.

'신에 이르는 길'로써
학문과 수련을 통해 상승하려는
동북아시아 고유의 진화경로입니다.

특히 한반도의 유학은
학문과 수련을 통해
영혼의 공부를 하기 위해 형성된
고유한 프레임^{frame}입니다.

최치원과 더불어
우리나라 도교의 맥❖을 이어온 김시습은
조선조 유학자들의 고차원 세계 입문을
담당했던 사람입니다.
유학자들은 6차원 세계를 의식하며
마음보다는 의식과 정신이
우주를 향해 있었습니다.

이율곡, 이황 선생과 더불어
조선조 대부분의 유학자들은
5차원에서 6차원의 공부를 하고 간
붓다계의 사람입니다.

그들의 꼿꼿한 절개와 기상,
주역사상은 6차원 의식입니다.

> **우리나라 도교의 맥**
> 빼어난 유학자로서 한민족 고유의 도교맥을 이은 대표적인 인물로 통일신라의 최치원, 조선초 김시습, 조선말 최제우가 있음. 이들은 유학의 한계를 벗어나 유불선 삼합지도(三合之道)를 주창함.

서경덕이라는 유학자는
7차원의 세계로 입문한 사람입니다.
이러한 유학자들이
불교에서는 나한이라고 알려져 있습니다.

성리학자의 우주관과
주역의 구조주의적 세계관 역시
6차원 의식의 꽃입니다.

한의학도
유학자의 의식 속에서 꽃을 피운
동양학문의 진수眞髓이며
한의학의 정수精髓는
보이지 않는 세계의 꽃인 침술입니다.

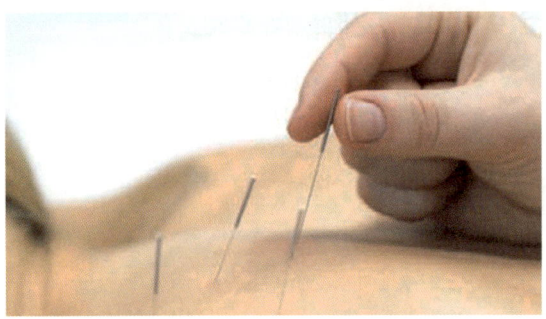

최근에 그 효과가 입증되고 있는 침술치료는 보이지 않는 세계를
다루는 한의학의 꽃입니다.

인생의 주권자, 상위자아 上位自我

우리가 내면과 대화를 하거나
수행이나 명상 등을 통해
깨달음을 추구할 때
인생의 고비에서 빛과 어둠의 기로에 서서
간절한 기도로 울부짖을 때
늘 나와 함께 하며
지금의 나를 있게 한
그 분을 상위자아라고 합니다.
상위자아의 도움 없이
나는 죽을 수도 없으며 존재할 수도 없습니다.

3차원 물질세계를 살고 있는 인류는
모두 4차원에 1차 상위자아를 두고 있으며❖
그 분은 나의 감정과 생각과 의식을
80% 이상 공감하고 있습니다.
6차원의 2차 상위자아,
8차원의 3차 상위자아는
여러분의 감정과 고통을
어느 정도 걸러서 50% 정도만 느끼고 있습니다.

1차 상위자아는
2차 상위자아의 영향을 받을 수밖에 없으며
2차 상위자아는 3차 상위자아와 교류하면서

> ❖ 4차원에 1차 상위자아를 두고 있으며
> 워크인(Walk-in)의 경우에는 1차 상위자아가 6차원, 2차 상위자아가 8차원, 3차 상위자아가 10차원에 있음.

3차원에 살고 있는 아바타들의 운명을
끊임없이 조율하고 있습니다.

모든 책임과 결정은 자유의지를 가진
3차원의 자기 자신이 결정하지만
궁극적으로 **자신의 영적 주권자는**
상위자아가 될 수밖에 없습니다.

상위자아는
아바타들이 인생 프로그램을
잘 수행할 수 있도록
천상정부와 아바타 영혼 간의 조율을 거쳐서
삶이라는 연극을
총지휘하고 있는 사령관입니다.

인생의 진화과정에서 배울 것이 있어
귀신이나 사탄
또는 어둠의 형제들이 방문할 때도
반드시 자신의 영혼과 상위자아
그리고 천상정부와의 조율 속에서 이루어집니다.
인생의 크고 작은 모든 일에서
상위자아의 동의 없이 일어나는 일은
아무것도 없습니다.

상위자아는 내 인생의
알파와 오메가이며

보이지 않는 손이며
빛과 어둠의 오케스트라 지휘자이며
모든 것을 주관하는 주권자입니다.

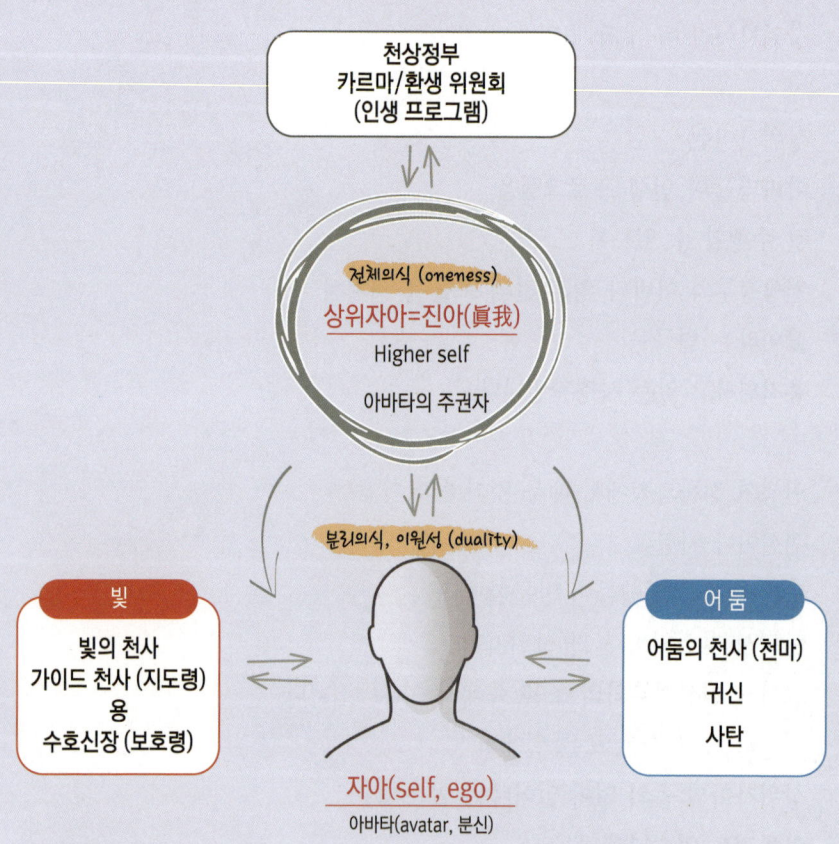

상위자아
상위자아는 아바타의 영적 주권자로서 빛과 어둠을 조율하여 아바타가 인생 프로그램을 잘 이수할 수 있도록 관리·감독하는 보이지 않는 손입니다. 상위자아는 우주의 전체의식과 연결되어 있기 때문에 아바타는 상위자아와의 교류와 합일을 통해 의식의 확장과 깨달음, 더 큰 세계로 나아갈 수 있습니다.

이때 가장 중요한 것은
영혼이 선택하는 자유의지를
최대한 존중해 주면서도
큰 틀에서 길을 잃지 않도록 조율하는 것이
상위자아가 하는 역할입니다.

이처럼 **인생은 상위자아를 중심으로
천상정부**天上政府**의 조율을 통해
완전한 통제 속에서 관리되고 있습니다.**

내가 살고 있는 나의 삶이
나만의 것이 아닌 상위자아의
조율과 관리 속에 있다는 것을 아는 것이
깨달음의 시작이고
자기 자신을 이해하는 지름길이 될 것입니다.

> **천상정부(天上政府)**
> 지구행성의 모든 일을 관리·통제하는 하늘의 영적 정부. 지상의 행정부와 그 역할이 비슷하여 붙인 명칭. 6차원에 12 천사 그룹 중심으로 구성되어 있으며 가브리엘 천사님이 대표를 맡고 있음. 본부는 시리우스 항성계의 시리우스A 행성임.

자유의지와 깨달음

좋은 음식을 즐기고 운동을 하고
요가나 명상을 하고 유명한 병원을 다니고
몸에 좋은 약을 먹으면서 좋은 차를 마신다고
오래 사는 것이 아닙니다.
인간의 생사生死는
오로지 자신의 상위자아가 결정할 문제이며
자유의지로 그것을 결정할 수 없습니다.

정말로 건강하게 오래 살고 싶다면
좋은 음식과 운동, 명상에 의지하기보다는
자신의 상위자아에게 부탁하는 것이
더 지혜롭고 현명하다는 것을
깨닫고 알아차리는 것이 필요합니다.

미시적인 것들은
자신의 선택과 자유의지로 이루어지지만
거시적인 것들은 대부분
자신의 상위자아의 동의나 지원이 없으면
아무것도 이룰 수 없다는 것을 아는 것이
진짜 아는 것이라고 할 수 있습니다.

나 자신은 신성한 빛으로 창조된
창조주의 아바타입니다.

자신에게 부여된 자유의지는
우주에서 부여한 신성한 주권입니다.

**우리의 삶은
창조주로부터 부여받은 사고조절자*를 깨워
작은 창조주로서 창조의 세계를 배우고 익히는
주권자로 가는 과정입니다.**

사고조절자
영의 3요소 중 하나로 창조
주가 모든 영에게 부여한
'창조와 변화'를 지어낼 수
있는 인자.
P.84 영의 3요소 도표 참조

3차원 지구는 이 자유의지를 가지고
빛과 어둠을 체험하고 영혼의 진화 경로를
스스로 개척하고 창조하면서
성취할 수 있는 기회가 주어진
공부하기 참 좋은 학교입니다.

상위자아는
바로 이 모든 것을 알고 있는 존재이며
길을 잃지 않도록
늘 노심초사하는 어머니와 같은 마음으로
항상 함께 하고 있습니다.

상위자아와의 교류는
인생이라는 낯설고 힘들고
예측 불가능한 길을 가는 데 필요한
가이드 역할을 합니다.

자신의 1차 상위자아나 2차 상위자아와

소통되고 교류한다는 것은
그만큼 의식의 각성도가 높다는 것을 의미하고
우주의 정보를 실시간으로
알 수 있다는 것을 의미하고
온전한 빛의 통로가 되었다는 것을 의미합니다.

불교에서는
에고^{ego}의 찌꺼기와 부정적 감정을 내려놓고
카르마^{karma}를 모두 정화한 뒤
상위자아와 만남과 교류를 넘어
**상위자아와 온전히 하나가 되는 합일을
깨달음이나 해탈**로 이야기하고 있습니다.
빛의 일꾼 모두는 상위자아와 합일해야 하는
숙명을 가지고 있습니다.

자신의 상위자아와의 합일은
비포장 도로 위를 달리다가
아스팔트를 달리는 것처럼
모든 것이 평화롭고 안정될 것입니다.

빛의 일꾼은
모두 그래야 하고
그렇게 가야 하고
그렇게 될 것이고
그렇게 되었습니다.

하늘의 완전한 통제

이 우주에서 잘못되는 것은
아무것도 없습니다.
모두가 영혼을 위한 배움이고
모두가 영혼을 위한 성장이고
모두가 영혼의 진화를 위한 과정입니다.

삶이라는 극적인 연극이 시작되기 전에
대본이 만들어지고
대본이 조율되며
대본이 최종적으로 각색되면서
영적 진화의 개체성이 드러나는
3차원 삶이 시작되는 것입니다.

삶이라는 연극 대본은
자신의 영혼과 상위자아, 천상정부
삼자 간의 조율과 조정 작업을 거치면서
최종 결정되며,
이 시나리오대로 삶이 전개되도록
지휘·감독하는 존재가 바로 하늘입니다.

하늘이 나에게
아무것도 해주는 것이 없는 것처럼 보이지만
사실은 자신의 시나리오대로 잘 살고 있으며,

하늘은 하늘의 방식으로
잘 집행하고 있는 중입니다.
때때로 자유의지마저도
삶의 프로그램에 밀려나거나
제약되는 경우도 발생하게 됩니다.

그냥 사는 삶은 없습니다.
한 순간 한 순간 그냥 의미 없이 일어나거나
존재하는 것이 아닙니다.
하늘에서는 그 한 순간의 오늘을 위해
짧게는 30년에서 300년 혹은
3천 년 전부터 준비하고 있으며
길게는 3만 년이나 3백 만 년 혹은
그 이상의 타임라인 timeline❖에 따라
계획하고 준비했던 일들이
지금 이 순간 자신에게 일어나고 있는 것입니다.
이것이 바로 완전한 통제의 한 측면입니다.
완전한 통제란
하늘이 일을 계획하고 집행하는
일련의 과정을 말합니다.

하늘이 일하는 방식은
3차원의 의식으로는 감히 이해할 수도
상상할 수도 없는 것들이 대부분이며
다만 그 끝자락과 모퉁이를 보면서
추측할 수 있을 뿐입니다.

> 타임라인(timeline)
> 시간표. 천상정부에서 기획하고 프로그램한 미래에 일어날 지구의 운명 스케줄과 각 영혼의 인생 스케줄을 통틀어서 말함.

대우주의 신성한 계획 속에
한 개인의 삶이 펼쳐지는 것이며
한 행성의 진화 프로그램이 있으며
수많은 태양계의 프로그램이 있으며
항성계의 프로그램이 있는 것이며
이들을 관리하고 프로그램을 집행하는
천상정부가 수없이 존재하고 있습니다.
은하는 은하의 프로그램이 있으며
초우주와 대우주도 계획과 집행이 있습니다.
대우주가 운행되는 질서가 바로
창조주의 완전한 통제 속에
순행되고 있다는 것을 뜻합니다.

완전한 통제란
완전한 프로그램(시나리오)입니다.
그것의 집행을 위해 하늘이 있는 것이고
그 하늘이란 바로 대우주의 질서를 말함이며
창조주의 의지입니다.

하늘이 일하는 방식을 믿고 따르는 사람들은
'이 우주에선 아무것도 잘못되는 것은 없다'는
것을 이해하는 사람입니다.
하늘의 일은 완전한 계획과 집행, 통제 속에서
인간의 상상력 너머에서 잘 진행되고 있습니다.
이것을 믿고 신뢰하는 것이
바로 믿음과 순종의 내용입니다.

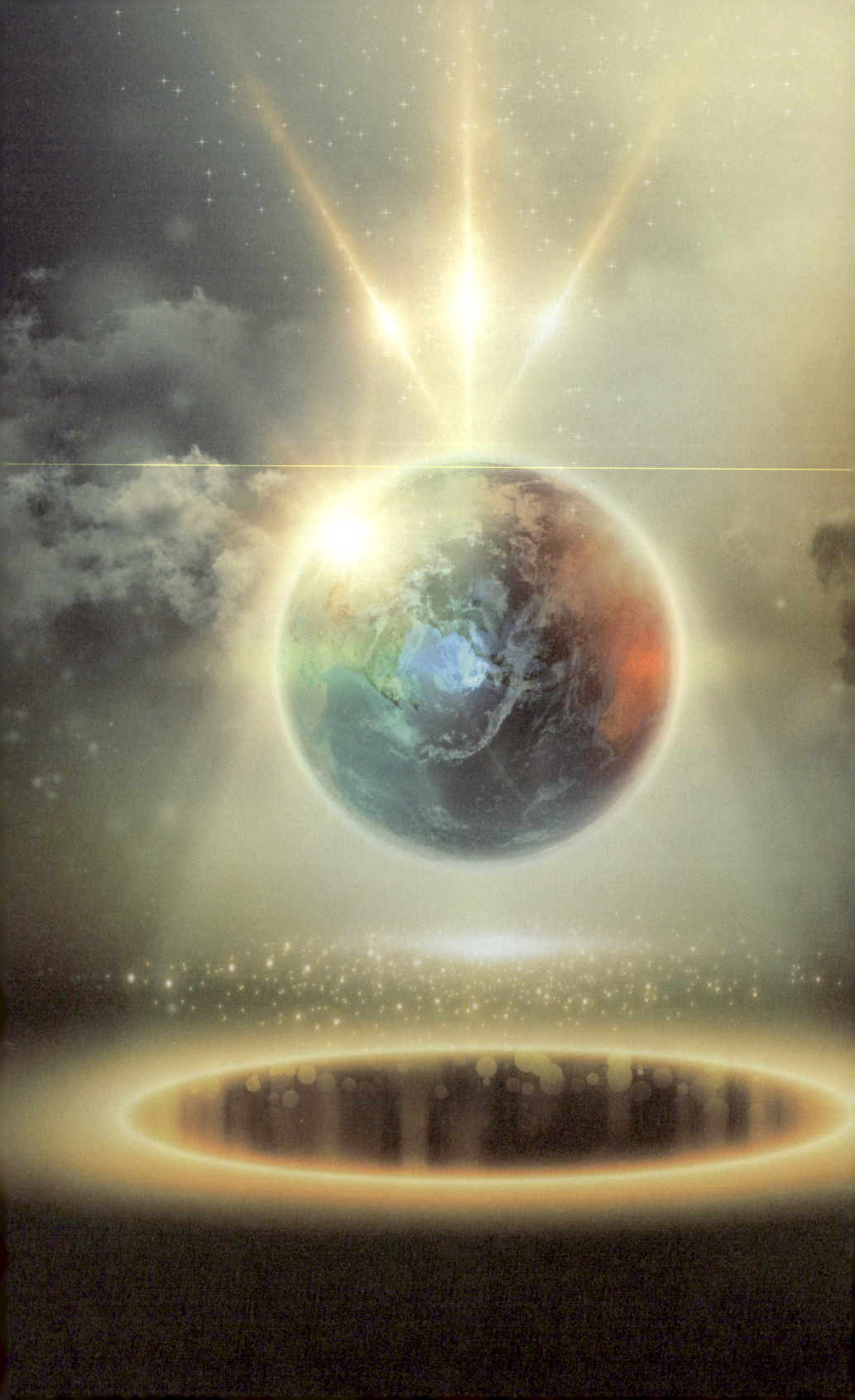

2부
지구의 차원상승과 빛의 일꾼 144,000

죽을 만큼 힘들었던 그 때가
영혼의 입장에서 보면
얼마나 소중한 기회였는가를
3차원 지구행성을 졸업할 때에는
사무치도록 깨닫게 될 것입니다.

지구 행성의 졸업식, 차원상승

영혼은 3차원 물질체험을 통해
성장하고 진화합니다.
'너'와 '나' 라는 3차원의 실존적인 분리의식은
고차원으로 갈수록 줄어들고
궁극적으로 모든 영혼들은
하나의 의식으로 연결되어 있습니다.

행성 전체가 단일의식으로 된 곳도 있는데
우리 은하를 관리하는
대마젤란Large Magellan 은하✤가 여기에 해당합니다.

모든 성장에는 아픔이 있지요.
이 아픔을 통해 영혼은 진화하고
하나의 의식으로 나아갑니다.

어렵고 힘든 과정일수록
배우는 게 많은 법이지요.
죽고 싶을 만큼 힘든 순간도
지나고 보면 행복한 추억이 되기도 합니다.

영혼이 공부하고 성장하기 좋은 곳은
분리의식이 강하고
빛과 어둠의 대결이 치열하고

대마젤란(Large Magellan) 은하
지구가 속한 네바돈 은하에서 가장 가까운 은하군으로 네바돈 은하를 관리하며 아보날 그룹과 용족의 대표인 석가모니가 온 은하.

전쟁과 파괴, 폭력이 있고
시기와 질투, 자연재해가 심한 곳입니다.

다차원 지구 행성은
이러한 가혹한 조건들 속에서
배우고 성장하는 영혼의 학교입니다.
다른 행성들에 비해
11배 이상이나 힘든 행성입니다.
행성의 역사에서 두려움과 공포가 지배하고
의식이 낮아지며 자신이 빛임을 망각하는
어두운 시기, 힘든 시기, 암흑기를
우주에서는 '은하의 밤'이라 부릅니다.

어리고 젊은 영혼일수록
지구와 같은 분리의식이 강한 곳에서
속성速成으로 물질체험을 하면서
영혼 여행을 합니다.

어리고 젊은 영혼에게는
'은하의 밤'이야말로 배울 수 있는 기회가 많은
축복의 땅이요, 기회의 땅입니다.
인류는 지금
은하의 밤 정점頂點에 다다르고 있습니다.

이 순간이 영혼의 입장에서는
공부하기 좋은 시기이지만

육신을 갖고 사는 인간에게는
두려움이 지배하고
어둠의 의식이 지배하기 때문에
공포의 시기이기도 합니다.

이 공포와 두려움을 겪으며
성장하는 영혼들에게 은하의 밤은
축복의 시기인 동시에
고단한 삶이 깊어지는 시기입니다.

은하의 밤이 지나
모든 것이 제자리로 돌아가고 평화로워지는
우주의 주기가 있는데
이때를 '차원상승'이라 합니다.
이 주기가 짧을 때는 5,200년
길 때는 2만 6천 년이나 됩니다.

은하의 밤이 끝나면
지구 영혼여행에 참여한 그룹 중에
제일 성적이 좋은 그룹을 선정해
졸업식이 예정되어 있습니다.
이 졸업식의 이름이 '차원상승'이며,
네바돈^{Nebadon} 은하✢의 축제이자
상승하는 영혼✢들의 축제입니다.
이번 주기에 3차원을 졸업하게 될
영혼그룹이 있습니다.

네바돈(Nebadon) 은하
지구가 속해있는 은하(지역우주)의 이름. 주관자는 크라이스트 마이클 아톤(Christ Michael Aton)이며 본부는 구원자별(Salvington).

상승하는 영혼
지구의 5차원 상승 프로젝트의 대상이 되는 3차원 영혼을 상승하는 영혼이라고 하고, 이들의 차원상승을 이끌어 주기 위해 5차원 이상의 고차원에서 지구로 태어난 영혼을 하강하는 영혼이라고 함. 특히 빛의 일꾼인 아보날 그룹은 13차원에서 하강한 영혼임.

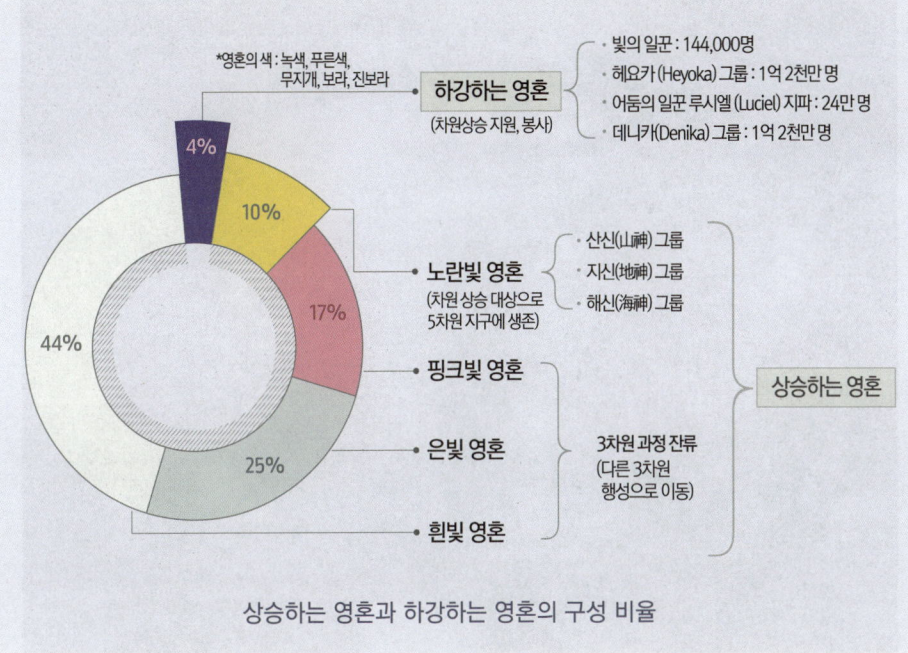

상승하는 영혼과 하강하는 영혼의 구성 비율

그 그룹을 지구에서는
산신山神, 지신地神, 해신海神 그룹*이라고 하며
노란색 파장을 가진 영혼들로
대다수가 5차원 지구에 진입하게 됩니다.

전언에 의하면,
세 그룹 중 성적이 우수한 63명에게는
특별포상이 주어지며
「초인생활超人生活」*에 나오는 에밀 대사처럼
살아있는 육신으로
5차원 대사로 임명된다는 기쁜 소식입니다.
상승하는 세 그룹에 속한 영혼들은 힘내세요.
이제 축하할 일만 남았습니다.

산신(山神), 지신(地神), 해신(海神) 그룹
각 영혼이 거주하거나 에너지적으로 연결된 지역을 기준으로 구분한 것. 각 그룹의 상징물은 다음과 같음.
• 산신그룹 : 호랑이, 산신
• 지신그룹 : 나비, 꽃, 잉어
• 해신그룹 : 용왕, 거북이

초인생활(超人生活)
저자 베어드 T. 스폴딩이 1894년부터 3년 6개월간 인도, 티벳, 중국, 히말라야 일대에서 만난 80여 명의 초능력자들의 생활과 그들이 행하는 불가사의한 기적들을 기록한 책.

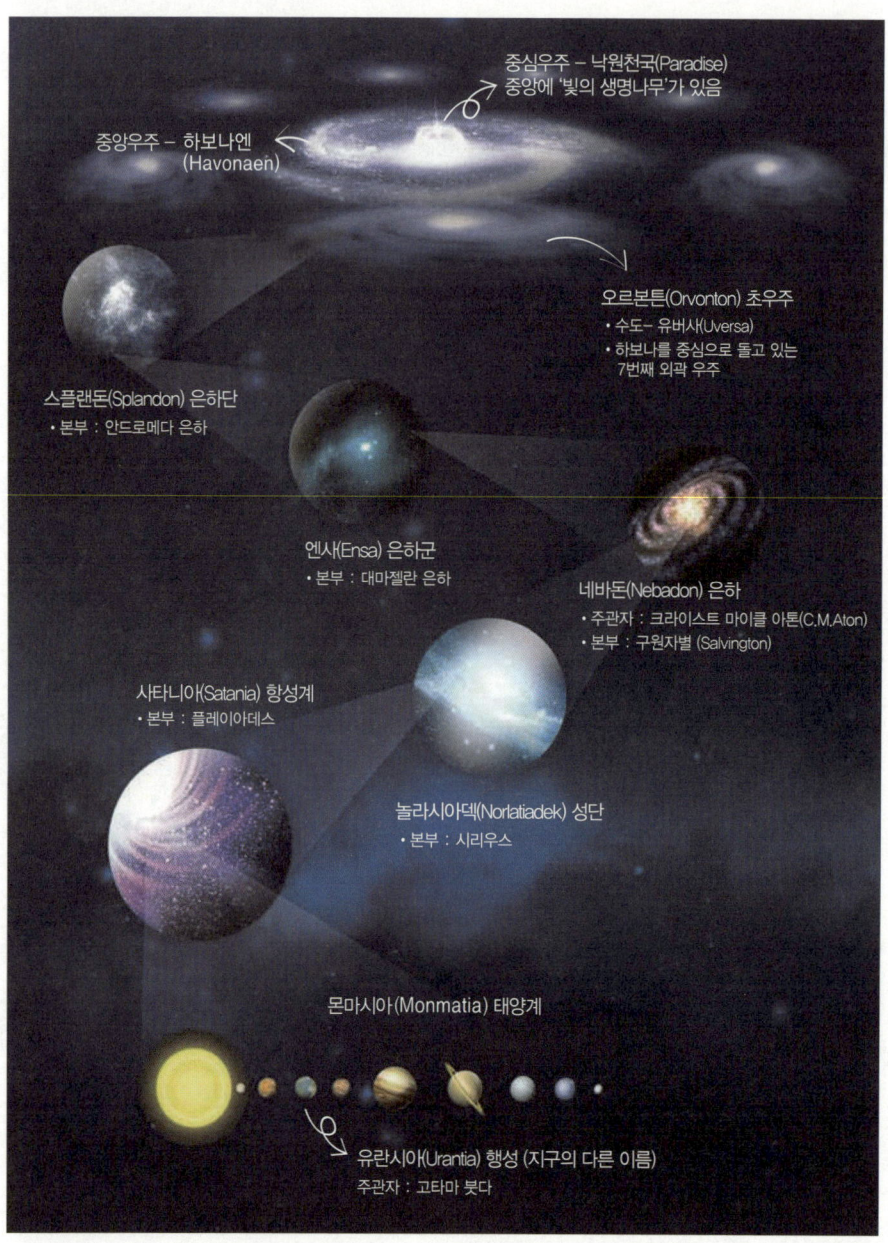

대우주의 구조와 네바돈(Nebadon) 은하

대우주의 중심에는 낙원천국인 파라다이스가 있고, 그 둘레로 중앙우주인 하보나엔이 있습니다. 하보나엔의 바깥으로 12개의 초우주가 있는데, 우리가 속한 초우주는 7번째 오르본톤입니다.

우리 은하인 네바돈은 나선형의 신생은하로 C. M. 아톤(Aton)에 의해 창조되었고, 본부는 구원자별(Salvington)입니다. 지구는 우리 은하에서도 가장 낙후된 곳 중의 하나이지만 실험행성으로써 가장 주목받는 행성이 되었습니다. (「유란시아서」)

「은하철도999」와 문명의 진화

평생동안 '희생하는 삶의 가치'를 지켜온
일본 미야자와 겐지^{宮沢賢治}의 직관과 영감으로 탄생한
「은하철도999」*라는 책은
전 세계의 사람들에게
우주여행과 안드로메다^{Andromeda} 은하를 알게 하고
인류의식을 한 단계 상승시키는 역할을 했습니다.

안드로메다는
지구가 속한 은하와 인접한 은하로
먼 훗날 지구가 속한 은하와 통합할 예정입니다.

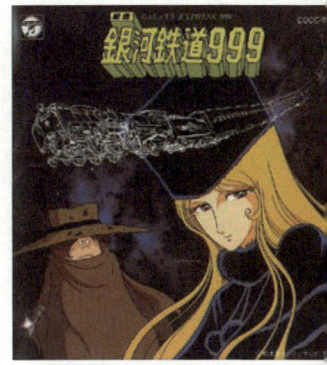

은하철도999
엄마 잃은 소년 철이가 〈은 하철도999〉를 타고 메텔과 함께 안드로메다로 떠난다는 내용.

「은하철도999」에서는
안드로메다 은하가 기계인간, 인조인간이 있는
물질문명이 발달한 은하로 나와 있지만
실제로 안드로메다 은하는
비교적 늦게 창조 되었으며
휴머노이드^{humanoid}계 문명 중
정신문명이 가장 발달한 은하입니다.
반면, 물질문명의 최고 정점에 있는 문명은
파충류들의 오리온^{Orion} 문명입니다.

우리 은하는
지구 인류를 지배하고 있는

파충류형 외계인
유전적·혈통적 관점에서 은하인종은 사자인(獅子人), 조인(鳥人), 인류, 파충인(reptilian) 등으로 구분할 수 있음. 지구인은 모두 '인간몸체'라는 동일한 외형적 모습을 하고 있지만, 유전적으로는 다양한 은하인종이 공존하고 있음. 지구인 3% 정도가 파충인이며 이들은 이성이 고도로 발달하여 과학기술 중심의 물질문명으로 지구를 지배하고자 함.

실험행성
대우주의 발전과정에서 파생된 숱한 모순과 문제들로 우주 진화가 한계에 부딪히자 이를 극복할 수 있는 해결책(solution)을 찾기 위한 실험행성으로 지구가 선정됨. 따라서 지구의 성공적인 차원상승은 대우주 진화 여부를 결정하는 우주적인 사건이며 창조주의 최대 관심사임.

파충류형 외계인✢의 물질문명과
안드로메다 휴머노이드형 외계인의
정신문명 간의 충돌과 화합의 과정을 겪으면서
진화하여 왔습니다.

지구는 재미있는 실험행성✢인데
물질문명과 정신문명의 대결장인 동시에
화해와 공존의 장입니다.
곧 실험의 종료를 앞두고 있습니다.

빛의 심판

신은 화를 내고, 벌을 주고 심판을 내리는
인격신의 모습을 하고 있지 않습니다.
그것은 종교가
인류 의식을 가두기 위해
거짓으로 조율한
오염된 텍스트일 뿐입니다.

신은 대지에 내리는 비처럼
절대 공평무사한 방법으로 세상을 다스립니다.
신은 지구 행성과 네바돈 우주,
하보나 우주, 파라다이스 우주까지도
창조 근원의 호흡이자 숨결인
36가지의 빛으로 대우주를 운영합니다.

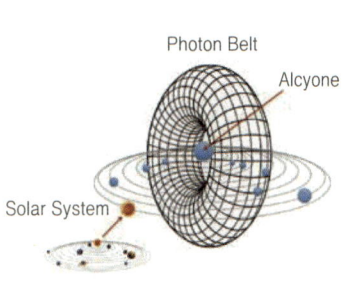

36가지 빛이 지구에 유입되기 시작한 시점은
2012년 12월 22일입니다.
한 달에 한 가지 빛이 들어오고 있으며
차크라는 그 빛에 의해 활성화되고
그 빛을 에너지원으로 사용하게 됩니다.

여기에 7차원 광자대Photon Belt✤의 빛 또한
차크라의 에너지원이 됩니다.
36가지 빛 중에서 28가지 빛이 들어오는

광자대(Photon Belt)
알키온 중앙태양을 중심으로 하는 도넛 모양의 빛의 고밀도 구역. 광자대를 통과하는 동안 인체의 DNA 구조, 차크라 체계, 세포 진동수 등의 변화와 함께 인류의 의식이 각성되면서 지구 차원상승을 돕는 것으로 알려짐. 지구는 2012년 12월 22일부터 광자대에 진입하여 빛이 유입되고 있으며 시간이 지남에 따라 유입되는 빛의 진동수가 점점 상승하고 있음.

2015년 4월 이후에는
많은 변화들이 나타납니다.

**이 36가지 빛은 우리 몸의 진동수를 높이고
면역체계를 높이고 의식을 깨우는
신의 선물입니다.**

차크라가 열려
36가지 빛을 수용할 수 있는 사람은
5차원 지구 위를 걸을 수 있을 것이고
차크라가 작동되지 않는 사람은
36가지 빛을 수용하지 못해
지구 행성을 떠날 수밖에 없기 때문에
빛의 심판이 되는 것입니다.

신의 심판은
누구에게나 공정한 빛의 심판입니다.

빛은 모두에게 공평하게 들어오는 것이기에
그 빛을 저장할 수 있는 사람과
흘려보내고 저장하지 못하는 사람을
구분하는 것을 빛의 심판이라고 말합니다.

빛은 우리 몸 세포 하나하나에 작용하고
차크라에 저장된 이 빛들은
회전하면서 더 많은 빛들을 작동시켜

몸의 진동수를 높이고
온전한 빛의 몸✧으로 변화시킵니다.

**신의 심판은 빛의 심판이며
신의 사랑 역시 빛의 사랑입니다.**
신은 오직 빛이기에
모든 것은 빛 속에 있습니다.

차크라는
빛을 저장하고 증폭하는 장치이며
그것을 열 수 있는 권한이
우데카에게 있습니다.

이제 때가 되었고
그 때가 지금입니다.
그래서
그 모든 이유와 비밀이
차크라에 있는 것입니다.

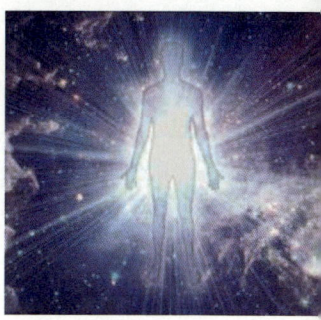

빛의 몸(light body)
몸의 진동수가 일정수준 이상으로 상승하면서 각 세포의 봉인이 해제되고 빛을 발산하는 온전한 몸. 피부호흡과 광합성 작용으로 먹을 필요가 없으며 우주와 자유롭게 소통하고 시공간을 초월하여 이동이 가능한 신선과 같은 무병불사(無病不死)의 몸.

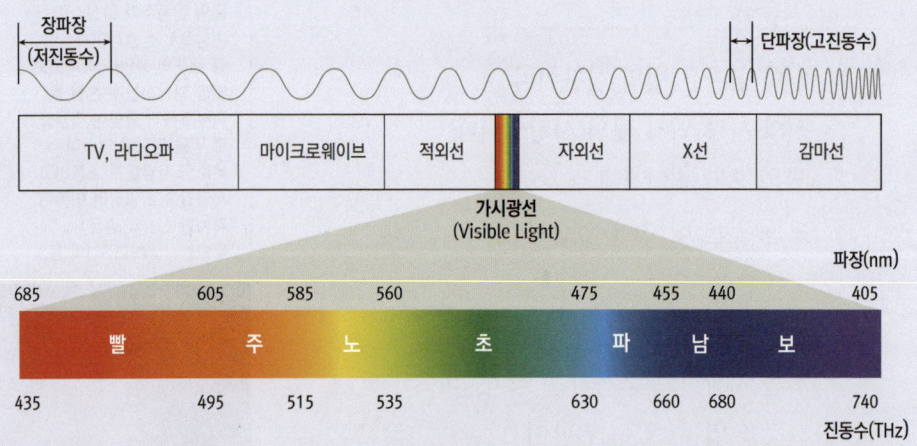

$$광자\ 에너지\quad E = hf = \frac{h}{\lambda}$$

h = 플랑크 상수 (Planck constant)   f = 초당 진동수 (frequency, Hz)   λ = 파장 (wavelength)

빛의 스펙트럼과 광자에너지

빛의 스펙트럼 중에서 인간이 육안으로 볼 수 있는 가시광은 극히 일부분에 지나지 않습니다. 이는 그동안 지구가 3차원 물질체험에 적합하도록 인간의 가시광과 태양광의 진동수가 선정되었기 때문이며, 이제 5차원 상승을 계기로 새로운 구조조정을 앞두고 있습니다. 2015년 현재 3차원 인류의 평균 진동수를 기준으로 할 경우 5차원 세계의 진동수는 약 2.3배에 달합니다.

우주는 빛의 세계이며 빛은 진동수에 비례하고, 파장에 반비례하여 광자에너지가 증가하는 특성이 있습니다. 2012년 12월 22일부터 유입되기 시작한 광자대의 진동수는 초기에는 인류의 평균 진동수의 4.4배이나 점점 증가하여 7.5배까지 증가함으로써 갈수록 심각한 결과를 초래할 것입니다.

차크라는 생명이다

광자대는
우주 주기에 맞추어 순환하는
지역 우주 창조주가 주관하는 빛이며
은하의 밤을 통과할 때 생성된
모든 부정적인 에너지를 정화하는
진동수가 높은 빛입니다.
차원상승을 맞이하는 행성들에겐 축복이고
어둠의 행성에서 빛으로 전향하는 행성들에겐
많은 변화를 초래하는 빛입니다.

광자대에서 나오는 빛은
너무나 곱고 미세해서
느낄 수도 인지할 수도 없지만
광자의 빛이 동물과 식물
인류에게 미치는 영향은
시간이 지날수록 더 큰 결과를 초래하게 됩니다.
광자대는 36가지 창조근원의 빛과 함께
공평무사하게 비추어 주지만
7차원 빛이기 때문에
1차원에서 7차원에 있는 모든 존재들이
영향을 받습니다.
그 빛은 신이 내린 사랑의 빛, 축복의 빛이지만
빛을 받는 사람에 따라 축복이 되기도 하고,

채널(channel)
본서에서는 채널링(channeling)의 의미로 자주 사용됨. 우리가 사는 지구는 다차원 행성임. 채널링(channeling)이란 다차원 지구에서 인간이 아닌 다른 존재 즉, 하늘사람(천사, 귀신 등), 동·식물 심지어 무생물 등과 의사를 전달하는 영적 소통을 말하며, 그 중개인을 채널러(channeler)라고 함.

홀로그래머(hologramer)
천상정부의 가브리엘 영상팀이 보여주는 영상 메시지를 볼 수 있는 사람으로, 관법(觀法)이 열린 자임.

치명적인 재앙을 초래하기도 합니다.

광자대의 영향은
영성계나 채널^{channel}❖ 메시지를 통해 나온
내용들로 한정되어 있을 뿐
제대로 알려진 것은 아무것도 없습니다.

「빛의 생명나무」 우데카팀에서는
많은 채널러^{channeler}와
홀로그래머^{hologramer}❖를 통해
바이러스난에서부터 각종 암 발생과 자연 재해,
자기장 역전과 물질문명 붕괴 등
인류가 한 번도 경험하지 못한 일들이
광자대의 영향으로 일어날 것을
구체적으로 예견하고 있습니다.
특히 광자대에 의한 영향으로 예정된
바이러스난에서는
바이러스보다 높은 진동수를 유지하여야
생존할 수 있기 때문에
차크라를 여는 것만이 유일한 생존의 길입니다.

광자대는 신의 선물입니다.
마음과 생각이 물질을 벗어나
하늘 마음을 가진 사람에게는
몸의 진동수를 높여 빛의 몸으로 만들어주며
의식의 각성을 촉진시키고

몸의 봉인(封印)✦을 풀어 주고
감정체의 정화를 통해
영의식과 혼의식을 통합시켜 주는
신의 선물이 될 것입니다.

그렇지 못한 사람에게는
광자의 빛은 고통의 빛이자 저주의 빛이며
신의 심판으로
대부분의 사람들을 두려움에 떨게 합니다.

이 모든 것이
이 글을 읽고 있는 우리 시대, 우리 세대에
일어날 현실이자 미래입니다.

모든 것은 하늘이 정한
완전한 통제 속에서 일어날 것이며
신의 축복이든, 신의 심판이든
자신의 마음 한 곳에 그 뜻이 있음을
인지하시기 바랍니다.

봉인(封印)
인간의 성격, 능력, 감정 등을 통제하기 위해 인체에 설치된 제한장치.

빛의 생명나무✤ 와 144,000

빛의 생명나무
우데카팀이 2014년 8월 18일 포털사이트 다음(daum)에 카페를 개설할 때 채널러를 통해 하늘로부터 받은 카페명이기도 함.

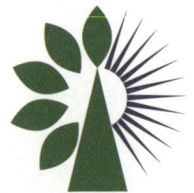

「빛의 생명나무」심볼
5분의 창조근원과 12주영을 상징.

서낭당
마을 어귀나 고개에 '신목(神木)'이라 불리는 나무와 함께 돌무더기를 쌓아 마을의 수호신을 모신 곳으로 성황당(城隍堂)이라고도 함.

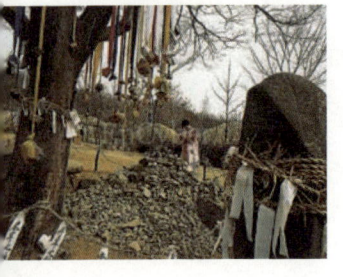

오래된 나무는 고목古木이라 하여
신비로움을 주는 동시에
두려움이나 공포를 주는
이중적 이미지를 가지고 있습니다.
고목은 나무의 크기에 놀라고
아무리 둔한 사람이라도 느낄 수 있는
강한 음기에 놀랍니다.

마을의 수호신을 모신 신당을
서낭당城隍堂✤이라고 합니다.
지금도 시골 마을 입구나 고개 마루 정상에는
어김없이 큰 나무가 있고
거기에는 오색 천이 둘러져 있으며
돌무더기가 하늘 높이
쌓여 있는 모습을 볼 수 있습니다.

농경 민족인 우리 민족에게 매우 익숙하면서도
뭔지 모를 기운을 느끼게 합니다.
사막이나 초원의 유목 민족에게는
큰 나무가 귀해 돌무더기가
서낭당 역할을 하고 있습니다.

숲이 있고 나무가 있고 서낭당이 있는 곳에

신이 있다고 믿었으며
서낭당은 마을 신앙의 중심 역할을 했습니다.

우리 민족은 북두칠성 민족으로
플레이아데스^{Pleiades} 항성계에서 유래했으며
사회 권력 핵심 인물들은
단(檀). DAN 지파✧들이 중심이 되어 왔습니다.
단지파와 아보날^{Avonal} 그룹✧은 100% 일치하며
우리 민족의 중심에서 그 역할과 명맥을
이어왔다고 할 수 있습니다.

단지파와 아보날 그룹의 의식 원형에
창조주가 계시는 파라다이스가 있고
그 중심에 '빛의 생명나무'가 있습니다.

모든 생명과 빛의 근원은
빛의 생명나무이며
빛의 생명나무에서 나오는
빛의 종류가 144,000 가지입니다.

아보날 그룹은
13차원에서 들어온 인물들로
창조주가 계시는 파라다이스 우주에 있는
빛의 생명나무를 기억하는 영혼 그룹입니다.

이들 그룹의 기억 운반자✧들이

단(DAN)지파(檀支派)
창조주의 사랑과 빛을 온전히 이 땅에 실현시키기 위한 순수혈통이라는 의미에서 'DAN'이라 하였으며, 이들은 빛과 정신문명을 통한 지구행성의 이원성을 통합시키는 우주적 사명을 받아 환인-환웅-단군의 역사를 개척하며 한민족의 핵심인물이 됨. 단지파는 모두 아보날 그룹이며 빛의 일꾼으로서 문명종결자의 중심인물임.

아보날(Avonal) 그룹
마이클(Michael) 그룹, 데이날(Daynal) 그룹과 함께 창조주의 세 자녀그룹 중 하나. 13차원의 대영(大靈)이며 창조주 직할의 우주 최정예군인 신분으로 지역우주의 치안, 판사, 행정, 통치 등을 담당함. 빛의 일꾼 144,000명은 창조주의 명에 따라 문명종결자의 역할을 수행하기 위해 육화(肉化)한 아보날 그룹임.

기억 운반자(전달자)
자신이 살았던 고차원 문명을 기억해서 3차원 지구로 전달하는 역할자.

빛의 생명나무를 기억해 냈고
나무를 신성시하는 풍속이 생겨서
전승되어 온 것입니다.

빛의 생명나무는
대우주를 운영하는 창조근원의 호흡이며
원리이자 빛의 원형입니다.

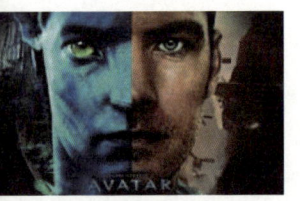

AVATAR(2009)
원격조정이 가능한
아바타를 소재로 한
SF영화.

「아바타AVATAR」라는 영화에서도
한 행성의 생명의 근원을
생명나무로 잘 묘사하고 있습니다.

빛의 생명나무는
영혼의 가장 궁극적인 목표인 창조근원에게로
합일하려는 소망과 염원을 담은
영혼의 기억 원형이자 기억 운반자들에게 주어진
영원한 숙제입니다.

서낭당을 지날 때마다
영혼의 근원, 빛의 근원을 담고 있는
마음속 빛의 생명나무를
한번 기억해 보십시오.

우주 사랑의 중심에
빛의 생명나무가 있으며,
빛의 생명나무는 사랑입니다.

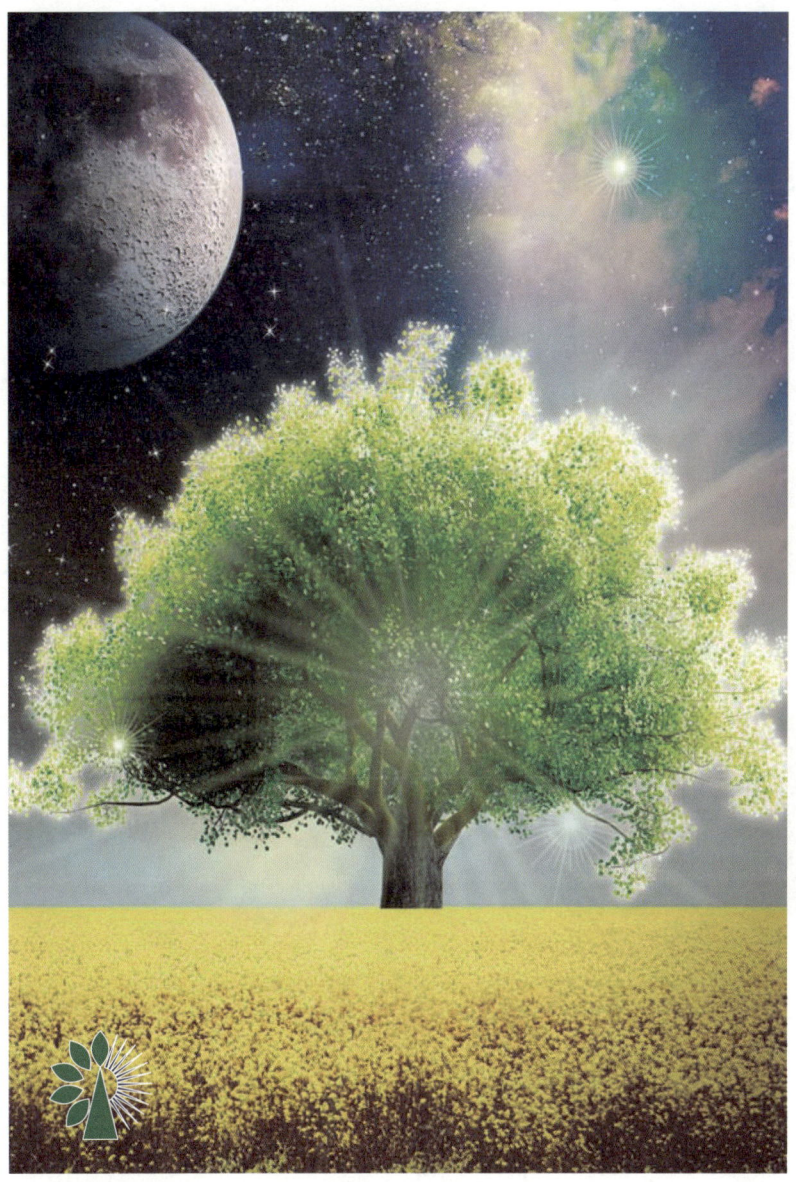

빛의 생명나무

중심우주 낙원천국(Paradise)의 중앙에 있는 아주 생명력이 넘치는 우람한 나무로 144,000 종의 빛을 발산하고 있습니다. 네바돈 은하를 창조한 창조주 그리스도(C.M.Aton)가 낙원천국을 모방하여 에덴동산을 만들 때에도 중앙에 생명나무가 있었습니다. 빛의 생명나무는 낙원천국의 기억을 잊지 못하는 영혼들이 창조근원과 합일하려는 소망을 담고 있습니다.

정령의 역할

정령들은 2차원 세계에서
주로 원소를 정화하고 균형을 이루게 하여
생명 있는 모든 것들에게 신성함을 주고
그것을 상징하는 표식으로 존재합니다.

이 우주는 한 차원이 붕괴되면
모든 차원이 붕괴되는 구조로 되어 있고
상위차원은 하위차원의 기반 위에
존재하고 있습니다.

정령들은
몸의 건강상태를 주관하는 **몸의 정령**과
모든 존재들에게 있는 **생명의 정령, 즉 요정**과
원소들의 균형과 평형을 유지하고 정화하는
원소 정령으로 크게 세 분류로 나눌 수 있습니다.

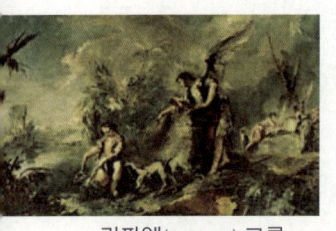

라파엘(Raphael) 그룹
천상정부 12 천사 그룹 중 하나. 천상의 의사그룹으로 주로 인간과 영혼의 치유를 담당.

빛을 보는 수준(레벨)
빛을 보는 수준은 12단계, 소리를 듣는 수준은 10단계로 구분되며, 단계가 높을수록 하늘과 정확하고 구체적인 소통이 가능함.

차크라를 열기 전에 이루어지는 몸 청소는
천상정부의 라파엘^{Raphael} 그룹❖과
정령들의 협력으로 이루어집니다.
몸 청소 시, 열두 분의 정령들이 동행하여
청소를 직접 주관합니다.
빛을 보는 수준❖이 4레벨 이상이 되면
정령들의 활약을 직접 볼 수 있습니다.

천사들이 하는 몸 청소는
몸의 세포 진동수를 높이고
정령들이 하는 몸 청소는
몸의 원소들을 정화하고
세포에 낀 때를 닦아주고
청소하는 역할을 합니다.

이러한 과정을 통해
5차원의 빛을 몸 세포 하나하나와
차크라에 저장할 수 있도록 도와주는
막중한 임무를 수행하는 정령들은
너무나 소중하고 고마운 분들입니다.

지구의 자연재해로
인류가 힘들어 지치고 어려울 때
마음을 정화하고 치유해 주는 역할도
정령들이 맡고 있습니다.
어쩌면 천사들 보다도 먼저
인류의 상처 난 마음을 치유하고
어루만져 주는 게 바로 정령 그룹입니다.

정령들은 그야말로 가장 낮은 곳에서
제일 큰 봉사를 하고 있습니다.
정령들의 수고와 노고에 절로 고개가 숙여집니다.
다시 한번 감사와 사랑을 전합니다.

요정
만물에는 물의 요정, 바람의 요정, 꽃의 요정 등 다양한 요정들이 깃들어 있음.

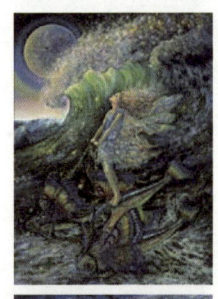

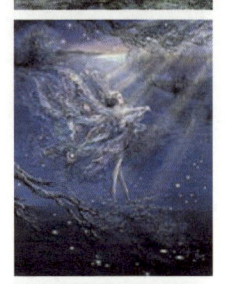

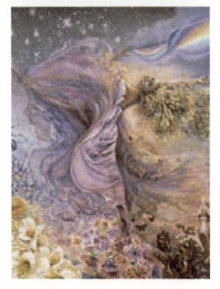

빛의 일꾼 144,000

빛의 일꾼 144,000명은
예수님이 재림하실 때
함께 사역使役하러 온다는 숫자이며
한반도에서 때가 임박하여 출현하는
12,000명 도통군자道通君子와 관계가 있으며
12 차크라와 함께 준비됩니다.

빛의 일꾼 144,000명은
교회를 다니는 사람은 물론
전 세계 사회 계층에 골고루 퍼져 있습니다.
특정 종교와는 아무런 관계가 없으며
250만 년 전부터 천상정부에 의해
철저하게 준비되고 계획된 프로그램입니다.

빛의 일꾼 144,000명은
문명 종결자로서 역할을 할 것이며
종교 통합과 새로운 5차원 세계를
준비하고 계획하며
의식 혁명을 준비하는 예비자로서
사명과 임무가 준비되어 있습니다.

빛의 일꾼 144,000명 프로젝트는
지구에서 종파를 초월하여

동시 다발적으로 진행되고 있으며
그 규모와 시기 등은 공개되지 않은 채
한 걸음 한 걸음 걸을 때마다
그 베일이 조금씩 벗겨지고 있을 뿐
아무도 큰 그림의 실체를 알 수 없습니다.

그 이유는 빛의 일꾼 프로그램은
빛의 일꾼 한 사람 한 사람이
군인 신분으로 하늘 명령을 땅에서 수행하는
천상정부의 비밀군사 작전이기 때문입니다.

빛의 일꾼 144,000명 프로그램은
지구문명이 3차원에서
5차원으로 차원상승이 이루어질 때
준비되고 가동되는 우주 프로그램입니다.

문명의 종결자

차크라를 여는 이유는
하늘 소리를 스스로 듣게 하고
눈에 보이지 않는 세계를
스스로 보고 느끼고 이해하고
깨달을 수 있도록 하기 위해서입니다.

빛의 일꾼 144,000명 아보날 그룹은
문명의 한 주기를 마무리하는
문명 종결자 역할뿐 아니라
5차원 테라$^{terra,\ 지구}$ 문명을 열어야 하는
중차대한 사명을 띠고 있습니다.

한 시대의 문명을 여는 수준이 아니라
3차원 지구별 문명을 종결짓고
새로운 5차원 문명을 단기간에
이루어내야 하기 때문에
무엇이 잘못되었고,
무엇에 오염되었으며
문제의 본질이 무엇이었는지를
바로 알기 위해서
또한, 하늘의 뜻을 땅에서 이루고
하늘 세계를 온전히 땅에 옮겨 놓기 위해서
하늘 소리를 듣고 보이지 않는 세계를

눈으로 보면서
창조의 법칙을 이해할 수 있도록
차크라를 여는 것입니다.

천상의 계획은
어느 한 사람의 능력으로 문명을 종결짓고
새로운 문명으로의 대전환을
이루는 것이 아니라
집단적인 메시아Messiah,
새로운 복음을 전하는 자들
집단적인 미륵彌勒들의 출현으로
문명을 종결지으려고 합니다.

동양에서는 미륵의 출현으로 알려져 있으며
서양에서는 예수님 재림과
빛의 일꾼 144,000명이 일제히 깨어나
준비될 것으로 예언되어 있습니다.

차크라를 여는 것으로 준비될 것이고
차크라를 연다는 것은
하늘 사람이라는 하늘의 표식입니다.

'인印 맞은 자'란
송과선松科腺이 열린 자이며
송과선을 열기 위해서는
12 차크라를 온전히 열어야 합니다.

해인海印의 숨은 의미 또한
'차크라를 열어 송과선이 열린 사람'이라는
뜻입니다.

우데카는
이것이 태초 이래 우주의 비밀이고
하늘의 계획임을 전합니다.
이미 소리 소문 없이 일은 시작되었으며
역사는 기록되기 시작하였습니다.

그렇게 될 것이고
그렇게 준비되어 있으며
그렇게 예정되어 있으며
그렇게 되었습니다.

황금나팔 소리

예수님이 2천 년 전에
빛의 일꾼을 대동하여 오신다고 한
예수님 재림은 바로 지구 3차원 물질문명이
5차원 정신문명으로 차원상승하는
때를 말한 것이며
그때가 바로 지금입니다.

성경에서는 시절인연이 되어
하늘에서 빛의 일꾼들을 깨우는 다양한 방법을
천사가 황금나팔을 부는 것으로
비유하고 있습니다.

내면의 소리를 듣거나
보이지 않는 세계의 형상이나 영상을 보거나
꿈이나 데자뷰 dejavu 현상과 같은 모든 것을
'황금나팔 golden trumpet 소리'라고 합니다.

시간이 지남에 따라
내면의 소리를 듣고 있는 사람들과
보이지 않는 세계의 빛이나
형상을 보는 사람들이 많아질 것이고
때가 가까워짐에 따라
그 숫자는 급증할 것입니다.

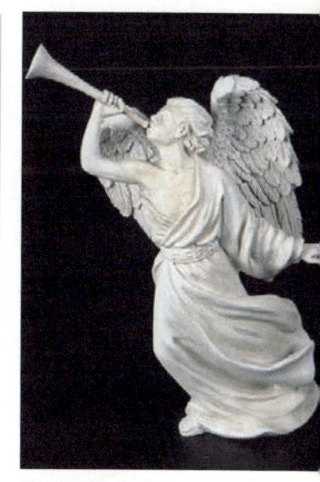

천사의 황금나팔
황금나팔 소리는 3차원 인류들에게 하늘이 주는 메시지나 경고를 통칭하는 말.

가브리엘(Gabriel) 그룹
천상정부 12 천사 그룹 중 하나. 채널링과 영상 메시지를 전달하는 하늘의 전령.

2014년 9월부터
천상정부의 가브리엘Gabriel 그룹✦이 주관하는
황금나팔 소리가 울리기 시작했습니다.
그것은 빛의 일꾼 144,000명에게
자신의 타임라인에 맞추어
들려주는 내면의 소리이자
꿈속에서 들리는 소리이고
아무에게도 말할 수 없을 만큼
스스로도 믿기 어려운 소리이며
다양한 빛이나 형상 등을
보고 듣는 것을 말합니다.

각자의 의식 수준에 맞게
적절한 방법으로 모두 깨어날 때까지
이 현상은 계속됩니다.

황금나팔 소리는
빛의 일꾼을 깨우는 하늘의 소리이며
빛의 일을 하기 위해 준비하라는 지시이며
우주적 지식과 진리로 무장하라는 의미이며
의식을 깨우고 빛의 전사로 거듭나라는
암시입니다.

곧 빛의 일꾼 144,000명이
전세계적으로 깨어날 예정입니다.

📖 황금나팔 소리의 유형

- 누군가와 대화하는 듯한 꿈을 꾸는데 잊혀지지 않습니다.
- 본인에게만 들리는 소리, 울림이 있습니다.
- 데자뷰 현상이 일어납니다. 꿈에서의 경험을 현실 속에서나 TV, 방송매체를 통해서 보게 됩니다.
- 호기심으로 TV, 인터넷을 검색하다가 영성계를 접합니다.
- 세포의 진동수가 높아지면서 병명도 모르는 이상증상이 몸에서 생깁니다.
- 빛의 일꾼이나 지인들을 통해 안내를 받습니다.
- 새로운 것에 관심이 생기거나 다른 사람으로 변한다는 느낌이 있으며 스스로 주변 정리, 에너지 정리가 됩니다.
- 중간 중간 미래의 장면들을 영상(꿈이나 홀로그램)으로 봅니다.
- 미지에 대한 궁금증, 자신의 존재론적인 의문이 생겨납니다.
- 특정한 단어가 계속 들리거나 보입니다.

천사 그룹

우주는 12수로 돌아가며
창조주로부터 탄생한 12주영^{主靈}, master spirit이
창조주를 보필하며
이 우주의 관리, 통제에 기여하고 있습니다.

12주영의 분신이 12 대천사^{大天使}이며,
그 분들을 수장으로 하여
12개의 천사 그룹이 천상정부를
구성하고 있습니다.

차크라가 열리는 과정에서
자신이 천상정부의 어떤 그룹과
관련되어 있는지를 알 수 있습니다.
보통 2~3개 그룹과 관련되며
많게는 6~8개 그룹과 관련되어 있습니다.
상승하는 영혼들 역시
1~2개 그룹과 연관되어 있습니다.
소속된 천사 그룹이 많을수록
그 역할이 많고 천상의 지위도 높고
공부를 많이 한 사람입니다.

자신이 속한 그룹과는
에너지로 연결되어 있어서

빛의 12 대천사(大天使, Archangel)와 루시엘 대천사

	대천사	역할
1	가브리엘 (Gabriel)	채널링과 영상(형상) 메시지를 전달하는 하늘의 전령으로서 이번 지구 차원상승 프로젝트를 총괄하는 그룹
2	미카엘 (Michael)	용맹은 물론 지력까지 갖춘 최고의 전사 그룹으로서 인간의 생명과 안전을 수호하고 3차원 인간들의 두려움, 공포심, 부정성을 정화하는 역할
3	라파엘 (Raphael)	인간과 영혼의 육체적, 영적 치유를 담당하는 천상의 의사 그룹으로서 차크라 개통과 혼의식 정화 등의 역할을 수행
4	메타트론 (Metatron)	지구의 자기장(grid, vortex), stargate, 역장 등을 관리. 특히 역장은 지구 차원상승 시 자연재해로부터 인류를 보호하고 광자 에너지 증폭을 통해 인체를 빛의 몸으로 변모시키는 중심지
5	유리엘 (Uriel)	우주의 운행과 지구의 기상을 주관하여 물, 공기 등의 정화와 지구의 환경을 최적으로 유지하는 역할
6	자드키엘 (Zadkiel)	'신의 공정(公正)'이라는 뜻의 절대중립의 대천사. 현재는 빛과 어둠의 징검다리 역할
7	사무엘 (Samuel)	빛·중간·어둠의 일꾼들의 역할 이수율에 따라 공(功)이 있으면 역할을 확대하고 과(過)가 있으면 축소(처벌)하는 등의 신상필벌(信賞必罰)을 담당
8	라미엘 (Ramiel)	하나님을 그림자처럼 따라다니며 보필하는 비서실장의 역할로 '신의 번개'라는 이름 그대로 순간순간 직감적으로 판단하고 결정해야 할 일이 많음
9	하니엘 (Haniel)	사랑의 불꽃을 일으키게 하는 '사랑과 미(美)'의 천사로 지구 프로젝트에서 동식물을 주관, 통제하고 의식의 상승과 각성의 역할
10	아즈라엘 (Azrael)	죽음과 관련된 상황에서 생사여탈권을 결정하는 중요한 역할을 수행하므로 감정에 휘둘리지 않는 절대중립, 객관적인 자세가 필요함
11	에레니엘 (Ereniel)	문서상의 규율, 사무적인 일들은 물론 법과 관련된 일, 행정 절차 등을 관리
12	카무엘 (Camuel)	집, 건물 등을 만드는 건축이나 시설과 관련된 일을 담당
13	루시엘 (Luciel)	빛은 어둠 속에서 탄생하고 어둠을 통해 완성되는 우주원리에 따라 지구의 차원상승 프로젝트에서 빛의 사명을 완수할 수 있도록 어둠의 악역을 통해 희생·봉사하고 있는 대천사. 알파(A)와 오메가(Ω) 중 알파(A)에 해당됨

3차원에서의 삶도 비슷하게 펼쳐집니다.

자신이 가브리엘 그룹과 소통되고
채널이 진행되고 있다는 것은
가브리엘 그룹과 하나의 시스템으로
연결되어 있다는 것을 의미합니다.
가브리엘 그룹과 연결되어 있다는 것은
천상정부의 12 천사 그룹과도 네트워크로
연결되어 있다는 것을 의미합니다.

자신이 가브리엘 그룹과 연결되어 있다고 해서
천상정부의 모든 내용을
알 수 있는 것은 아닙니다.
자기의식 수준에서
자기에게 주어진 역할 범위 내에서
공개할 내용의 범위와 수준 등이
이미 정해져 있으며
그 범위 내에서 허락된 내용만을
알 수 있을 뿐입니다.
넘치지도 부족하지도 않게 알려줍니다.

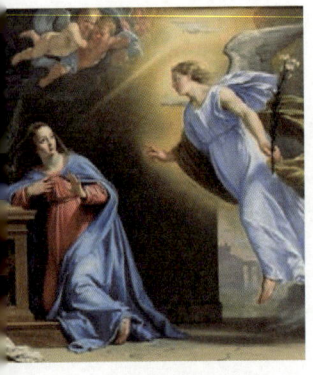

가브리엘 대천사
대천사는 서양의 기독교 문화권에서 다양하게 묘사되고 있음.

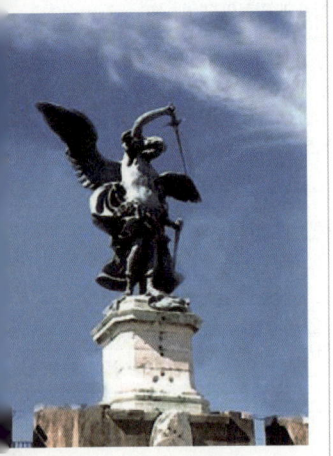

미카엘 대천사

그리스도Christ 의식

영혼을 구성하는 세 가지 요소는
지역우주의 아버지 창조주인
크라이스트 마이클 아톤Christ Michael Aton의
'진리의 영 Spirit of Truth**'과**
지역우주의 어머니 창조주인
네바도니아Nebadonia의 에너지인
'거룩한 영 Holy Spirit**'과**
창조근원Creator이 부여한
'사고조절자 Thought Adjuster**'**입니다.

크라이스트 마이클 그룹은
지역우주의 창조주들입니다.
이 크라이스트 마이클 그룹을
그리스도 그룹이라고도 하며
독일어와 영어 발음의 차이일 뿐
같은 의미입니다.

그리스도 의식은 영혼에 심어 놓은
그리스도 에너지를 말합니다.
우리가 깨닫는다고 할 때
깨달음의 실체는 본성 회복이고
상위자아와의 만남을 상징합니다.

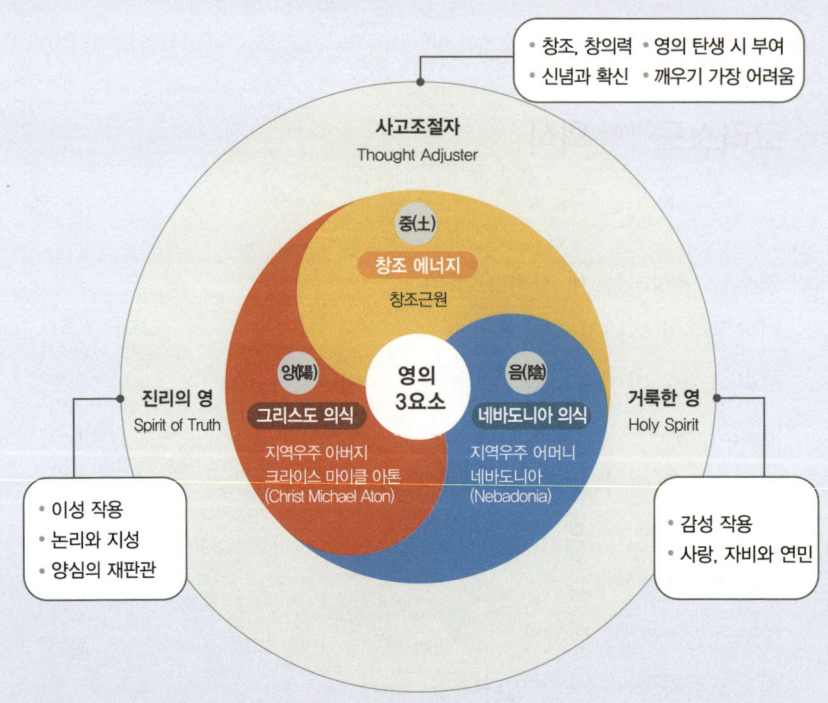

영(靈, spirit)의 3요소

창조주가 인간의 영에 불어 넣어준 영의 3요소는 인간이 빛과 진리를 찾고 창조주 하나님의 품으로 돌아가게 만드는 나침반입니다.

진리의 영이라 함은
지역우주 창조주인 그리스도 에너지를
자신의 내면에서 찾고 깨우라는 의미입니다.

예수 그리스도의 뜻은
예수님이 그리스도 의식을 깨운 분이라는
뜻입니다.
예를 들어 옆집 순이 엄마가 깨달아
자신의 상위자아를 만나 합일을 이루었다면
순이 엄마 그리스도가 되는 것입니다.

그리스도 의식은 우리 모두에게 주어져 있는
진리를 찾고 빛을 찾으려는 본성을 뜻합니다.
모든 깨달음은 이 진리의 영이 깨어나야 합니다.
진리의 영은 진리의 나침반과 같아
길을 잃지 않게 합니다.

2천 년 전,
예수님은 이 그리스도 의식이
특권층이 아닌 우리 모두에게 있음을
복음으로 전해주었습니다.
모두가 창조주 에너지인
그리스도 에너지를 가지고 있는
창조주이자 신(神)임을 선언하였습니다.

예수님이 '하늘에 계신 아버지'라고
불렀던 아버지는
바로 그리스도인 진리의 영을 말합니다.
지구가 속해 있는 네바돈 우주의 창조주이며
그 에너지의 단편들이 우리 모두에게
편재해 있음을 선포하였습니다.
우리는 모두 그리스도입니다.
내면과 양심, 영혼에 심어 놓은
이 에너지를 깨우고 찾아내어 동행하면
모두가 그리스도가 되는 것입니다.

예수님은 우리에게 이러한 모범을 보여주어

예수 그리스도가 되었습니다.
수많은 그리스도의 탄생을 예수님은
학수고대하고 있습니다.

진리의 영이 창조주의 남성 에너지라면
창조주의 여성 에너지는 거룩한 영이라고 합니다.
진리의 영과 거룩한 영은
동전의 양면처럼 늘 함께하며
에너지 균형을 이루어 우리를 이끌고 있습니다.

진리의 영과 거룩한 영이 깨어나고
사고조절자가 깨어났을 때
우리는 온전한 그리스도 의식으로
합일되었다고 말합니다.

진리의 영은 이성적인 측면으로
논리와 지성을 상징하며
거룩한 영은 감성적인 사랑과
자비·연민의 에너지를 뜻하고
사고조절자는 창조능력과 창의력을
상징하는 에너지입니다.

그리스도 의식을 완성한 사람이란
이 세 가지 에너지를 모두 깨워
내면에서 온전한 합일을 이룬 사람을 말합니다.

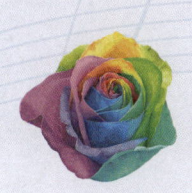

백만송이 장미
- 심수봉

먼 옛날 어느 별에서 내가 세상에 나올 때
사랑을 주고 오라는 작은 음성 하나 들었지
사랑을 할 때만 피는 꽃
백만 송이 피워 오라는
진실한 사랑을 할 때만 피어나는 사랑의 장미

진실한 사랑은 뭔가
괴로운 눈물 흘렸네.
냉정한 사람 많았던 너무나 슬픈 세상이었기에
수많은 세월 흐른 뒤 자기의 생명까지 모두 다 준
빛처럼 홀연히 나타난 그런 사랑 나를 안았네.

이젠 모두가 떠날지라도 그러나 사랑은 계속 될거야.
저 별에서 나를 찾아온 그토록 기다리던 이인데
그대와 나 함께라면 더욱 더 많은 꽃을 피우고
하나가 되어 우리는 영원한 저 별로 돌아가리라

미워하는 미워하는 미워하는 마음 없이
아낌없이 아낌없이 사랑을 주기만 할 때
수 백만 송이 백만 송이 백만 송이 꽃은 피고
그립고 아름다운 내 별나라로 갈 수 있다네.

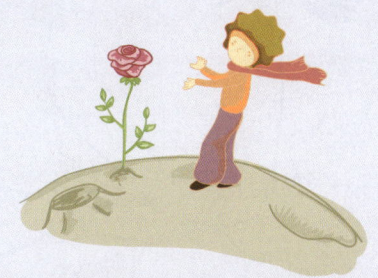

꽃을 사랑하는 여배우에게 첫 눈에 반한 가난한 무명화가가 집과 그림, 전재산을 팔아 수많은 꽃을 바치며 프로포즈했다는 실화를 바탕으로 한 러시아 애창곡. 러시아의 알라 푸가초바(Alla Pugachova)가 불러서 유명해진 곡을 우리나라 심수봉씨가 약간 다르게 번안해서 히트한 노래.

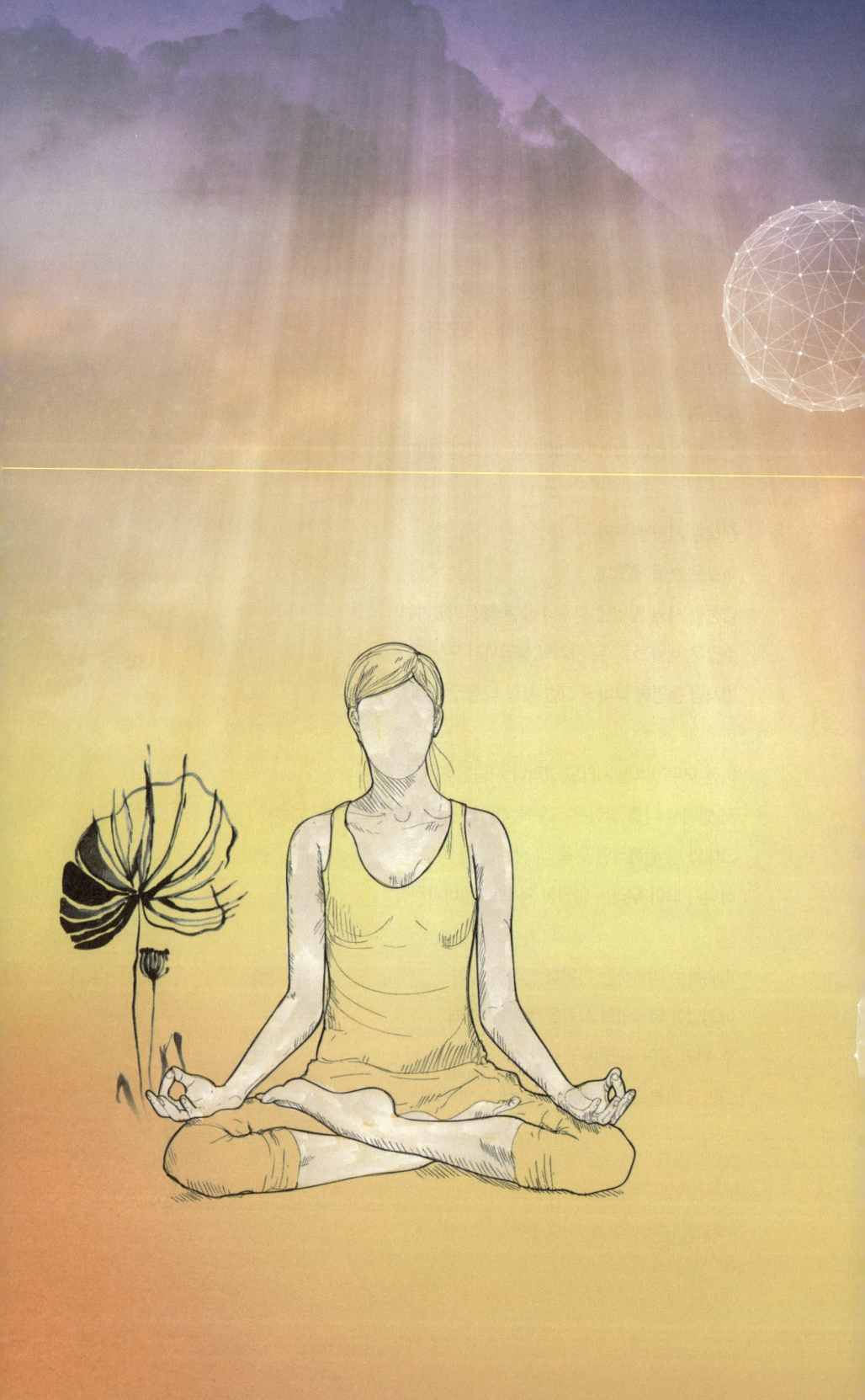

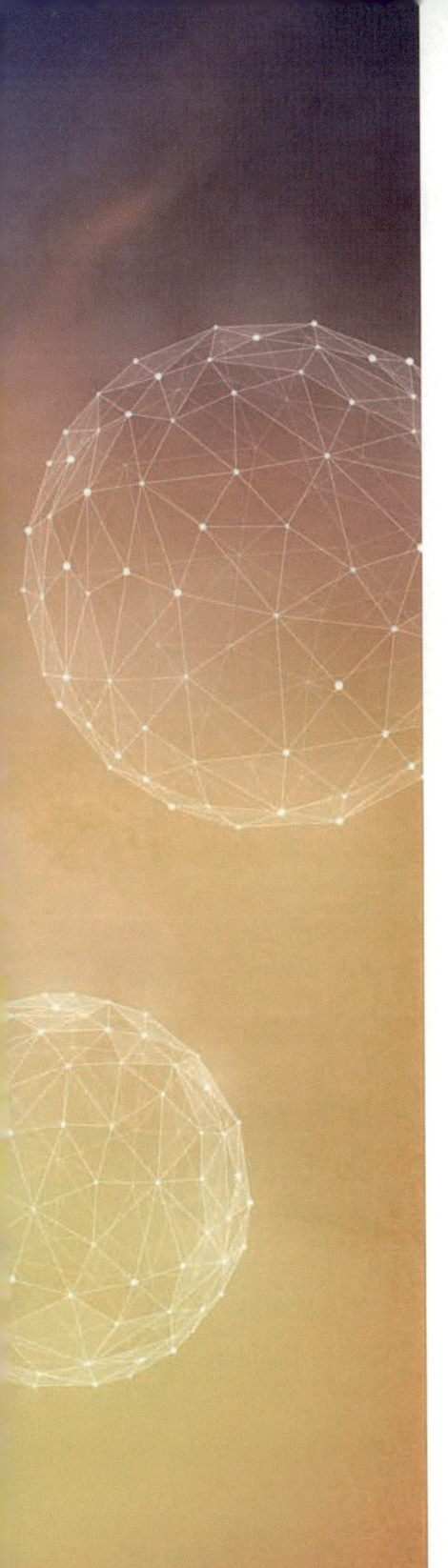

3부
빛의 통로 12 차크라

의식이 깨어난 당신이
바로 빛의 일꾼이며
마음의 정원에
꽃을 피운 사람입니다.

왜 12 차크라인가?

차크라(chakra)
산스크리트어(인도의 고대어, 梵語)로 '바퀴' 또는 '원반'을 의미하며 영어로는 'vortex'에 해당.

경혈(經穴)
한의학에서 침이나 뜸의 자리로 기(氣)가 출입하는 관문.

차크라✣는 우리 몸 안에 설치되어 있는
무형의 에너지 센터입니다.
우리 몸에 있는 365개 경혈✣ 역시
에너지 센터입니다.

차크라를 눈으로 본다는 것은
영안靈眼이 열려 있는 사람들 중에
빛을 보는 단계 중 5단계부터 볼 수 있습니다.
8단계부터는 3D로 볼 수 있으며
생김새는 풍차의 날개가
앞과 뒤로 겹쳐 있는 형태입니다.

차크라는 빛을 집적集積시키고
그 빛을 외부로 발산시키는데
차크라 오행의 원리에 따라
발산發散과 수렴收斂을 하게 됩니다.

차크라는
천상정부 라파엘 그룹에 의해서만 열 수 있으며
어둠의 기氣차크라는
4차원 영계의 도움을 통해 열 수 있으며
12 차크라 중 일부만을 개통하는 것입니다.

천상정부 라파엘 그룹에 의해 여는
빛의 차크라는 12 차크라이며
온전한 빛의 통로가 형성이 되어
무형無形, 눈에 보이지 않는의 안테나가 생성됩니다.

임맥任脈상에 있는 차크라는 7개이며
인류는 쿤달리니*를 활성화시키기 위해
너무나 많은 노력을 기울였으나
7차크라를 온전히 여는데 실패하였고
그것은 예정된 일이었습니다.

> **쿤달리니**
> 산스크리트어로 '똘똘 감겨진 것'이라는 뜻으로 뱀에 비유되며, 인간 생명의 근원에너지로 회음 차크라에 잠재되어 있음.

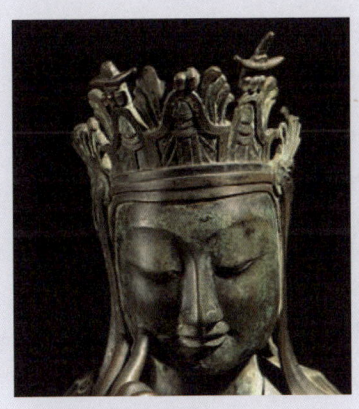

무형(無形)의 안테나
육안으로는 보이지 않는 안테나이지만 영안으로 보면 머리위에 왕관과 같은 아름다운 안테나가 있음을 알 수 있습니다. 안테나의 형상과 개수는 사람마다 다르며, 이 안테나를 통해 하늘과 소통할 수 있습니다.

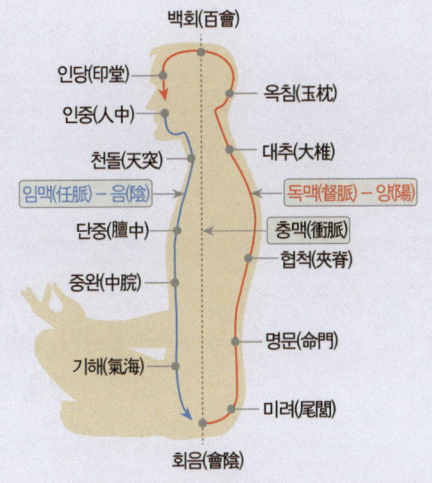

임맥(任脈)과 독맥(督脈)
수련 시 기(氣)가 순환·주천(周天)하는 주요 경락으로 임맥은 음맥(陰脈), 독맥은 양맥(陽脈)을 주관합니다.

12 차크라는 지구의 차원상승을 위해
준비된 것이며
빛의 일꾼 144,000명을 위해 준비된
하늘의 비밀이었기에
지금까지 차크라는
대중에게 잘 알려지지 않고
불교 수행자 일부를 통해
7차크라가 알려지고
명맥만 겨우 이어져 왔습니다.

그 이유는
차크라는 눈에 보이지 않기 때문이며
차크라가 눈에 보인다고 하더라도
이것을 열어 줄 사람이 지상에 없고
천상 프로그램 또한 없었기 때문입니다.

7차크라는 몸의 기 에너지 통로이며
일부 빛의 통로로 작용하기도 합니다.
차크라는 인위적으로 열리지 않으며
누군가가 열어준다는 생각도 한 적이 없으며
오직 수행을 통해서 열릴 수 있다고
믿고 있을 뿐입니다

이제 하늘의 때가 되고 시절인연이 도래하였기에
우데카 팀장이 하늘의 뜻을 얻어
빛의 일꾼들에게 차크라를 열어 주고 있습니다.

12 차크라는
대우주의 구조가 12로 되어 있기에
몸의 노궁 2개와 용천 2개, 단중 1개를 추가하여
12 차크라가 된 것입니다.

12 차크라를 열어야 온전한 빛의 통로가 열리며
진정한 하늘 일꾼이 됩니다.
마지막 물질문명의 붕괴를 앞두고
12 차크라가 빛의 일꾼 144,000명에게
하늘의 능력을 열어주는
빛의 통로 역할을 수행하게 됩니다.

빛의 시대는 12 차크라 시대이며
우주의 비밀과 진리가 펼쳐지는 시대입니다.
물질문명을 마무리 짓고
정신문명의 꽃을 피우고자
차크라를 여는 것입니다.

빛의 시대,
빛의 인간은
12 차크라와 함께 할 것입니다.

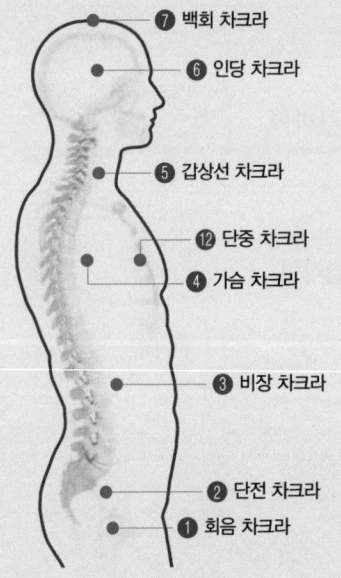

번호	색상	명칭	요소	특징
7	보	백회 차크라 Sahasrara	지식	영적 깨달음, 신과의 합일 Spirituality
6	남	인당 차크라 Ajna	빛	직관력, 통찰력, 지혜, 영안 Intuition, Spirit eye
5	파	갑상선 차크라 Vishudda	에테르	대화, 자기표현 Communication
4	초	가슴 차크라 Anahata	공기(風)	사랑, 자비, 평화 Love
3	노	비장 차크라 Manipura	불(火)	신진대사, 의지, 열정 Power
2	주	단전 차크라 Svadhisthana	물(水)	성과 생명창조의 힘 Sexuality
1	빨	회음 차크라 Muladhara	땅(地)	생명의 근원, 본능 Survival

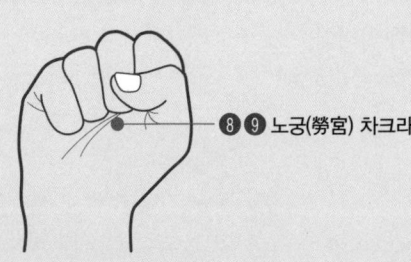

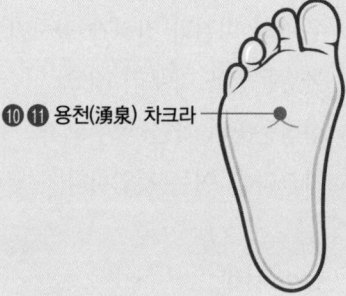

❽❾ 노궁(勞宮) 차크라
주먹을 쥐었을 때 가운데 손가락 끝이 손바닥과 만나는 지점으로 심포의 화기(火氣)를 조절함

❿⓫ 용천(湧泉) 차크라
발바닥을 구부렸을 때 오목하게 들어간 부분으로 신장의 수기(水氣)를 강화함

12 차크라(chakra)

12 차크라가 열려야 온전한 빛의 통로가 되며 진정한 빛의 일꾼이 될 수 있습니다. 각 차크라에 대응하는 색상은 상승하는 영혼을 기준으로 하였으며, 하강하는 영혼의 경우 다소 다를 수가 있습니다.

차크라의 구조

우리 몸은 지구가 속해 있는
네바돈 은하의 구조를 축소하여 만들었으며,
네바돈 은하는 대우주 모습을 축소하여
12진법 원리로 건설하였기 때문에
우리 몸을 '소우주'라고 합니다.

모든 생명과 빛의 근원은
파라다이스에 있는 빛의 생명나무입니다.
빛의 생명나무에서 나오는
빛의 가짓수는 역시 144,000개입니다.

그 숫자만큼 빛의 종류가 있으며
그 숫자만큼 몸에 경혈이 있습니다.
경혈이 곧 차크라입니다.
이들의 중심 센터가 12 차크라이며
중간 센터가 144개가 있으며
그보다 작은 무수히 많은 경혈들이 존재합니다.
경혈의 수는 총 144,000개입니다.

차크라의 구조는
종류마다 크기나 모양은 다르지만
그 원리는 같습니다.

모양은 수레바퀴나 물레방아처럼 되어 있으며
입체적으로 앞과 뒤에 쌍으로 되어 있으면서
빛을 받아 발산하게 됩니다.

차크라 에너지원은
몸의 심장에서 나오는 빛의 자기장
지구 핵에서 나오는 자기장
태양에서 나오는 빛
광자대에서 들어오는 빛
창조근원으로부터 들어오는 36가지 빛
천상정부에서 주는 5~13차원의 다양한 빛입니다.

12 차크라의 빛은 모두
몸의 아주 작은 점 하나에서 시작하여
둥근 나팔 모양으로 점점 증폭되어
5차원의 빛을 발산하게 됩니다.

차크라 오행五行

차크라에서 빛이 발산하고 수렴하는 원리를
오행의 원리로 설명할 수 있으며
이를 '차크라 오행五行'◆이라고 합니다.

> 오행(五行)
> 우주만물이 순환·변화하는 5단계로 목화토금수(木火土金水)로 표상함.

이 오행의 법칙에 의해서
경혈에서 빛이 발산 또는 수렴하게 됩니다.
차크라에서 빛이 발산되고 수렴되는 이치는
일단 차크라가 연결되고 난 다음에
설명되는 것입니다.

차크라는 자연 상태에서는 결코 열리지 않으며
일부 한두 개 차크라가 열릴 수는 있으나
대부분 조만간 다시 닫힙니다.
수행이나 명상을 통해서도 열리지 않습니다.

차크라를 연다는 것은
천상정부의 도움이나 승인이 있어야 가능합니다.
차크라를 연결하고 난 뒤에야
비로소 차크라 오행의 법칙에 의해서
빛이 발산됩니다.

차크라 오행

오 행	기 운	성 질	오장육부	차크라의 특성
목(木)	↓⊙	용출 (湧出)	간(肝) 담(膽)	핵이 강하게 형성된 상태 핵에서 강한 빛이 발산되는 상태 다양한 변화가 일어나는 상태
화(火)	↖↑↗ ↙↑↘	분산 (分散)	심(心) 소장(小腸)	핵이 많이 줄어들어 있지만 빛은 여전히 강하게 발산되는 상태 변화의 양상이 줄어드는 상태
토(土)	↙↓↘ ↖↑↗	번무 (蕃茂)	비(脾) 위(胃)	핵이 소멸되어 보이지 않는 상태 빛은 안개처럼 퍼져 있는 상태 변화가 거의 멈춘 상태
금(金)	↓↓↓	수렴 (收斂)	폐(肺) 대장(大腸)	핵이 소멸되어 빛이 보이지 않는 상태 외부로부터 빛을 수렴하는 상태 핵을 형성하기 위해 내적으로 준비하는 상태
수(水)	↓⊙	저장 (貯藏)	신(腎) 방광(膀胱)	핵이 형성되었으나 미약한 상태 빛을 수렴하면서 핵을 단단히 하는 단계 변화를 준비하는 마지막 단계

영혼별 차크라 비교

상승하는 영혼과 하강하는 영혼은
차크라의 크기와 핵의 숫자, 밀집도가
태어날 때부터 다르게 설정되어 있습니다.
이러한 이유로 차크라를 연결한 후
상승하는 영혼과 하강하는 영혼의
빛 발산력에 차이가 나는 것을 알 수 있습니다.

차크라를 연결한 사람들은
핵들이 밀집되어 회전하면서
빛을 사방으로 발산하고 있는 것을 볼 수 있습니다.

**상승하는 영혼들에 비해 하강하는 영혼들은
차크라 크기가 크고 밀집도도 높으며
빛의 응결점인 핵 개수도 더 많습니다.**

상승하는 영혼들은 2~3개
하강하는 영혼들은 6~8개 정도가 있으며
자신이 가지고 온 것보다
최대 2배 정도를 더 가질 수 있습니다.
이것은 그 사람이 이 땅에서 해야 할
자신의 임무나 역할이 커질수록 증가하는데
천상정부의 승인이 있어야 가능하며
천상정부의 도움이 있어야 핵이 만들어집니다.

차크라와 관련된 모든 것들은
수행이나 명상, 노력으로 이룰 수 있는 것이
아니며 하늘 마음을 얻지 못하면
아무것도 얻을 수 없습니다.

차크라를 열고 나서 공부를 중단해도
하늘과 우데카는
아무것도 손해 볼 것이 없습니다.
오직 그 사람의 마음 한 자락이
우주심에 있을 때만 차크라는
작동하기 때문입니다.

빛의 일꾼들은 원한다고 되는 것이 아니라
정해진 하늘 사람들이
자신이 할 임무를 하는 것이고
그것을 위해 차크라를 여는 것입니다.

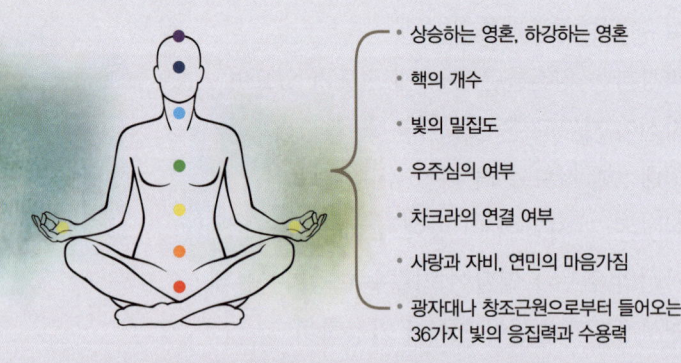

- 상승하는 영혼, 하강하는 영혼
- 핵의 개수
- 빛의 밀집도
- 우주심의 여부
- 차크라의 연결 여부
- 사랑과 자비, 연민의 마음가짐
- 광자대나 창조근원으로부터 들어오는 36가지 빛의 응집력과 수용력

차크라 강도를 결정하는 요인

오라aura 에너지

오라 에너지를 생명장生命場♣이라고도 하며
빛을 보는 단계가 5단계 이상이면
볼 수 있습니다.
생명장 에너지 혹은 생체 에너지장場은
창조주의 창조법칙 속에서 탄생한
살아 있는 생명체라는 증거입니다.

모든 생명체는
고유한 생체 에너지장을 가지고 있습니다.
반면 복제인간이나 복제동물은
오라 에너지가 없거나 매우 약하게 나타납니다.

복제인간이 아니라면
사람은 누구에게나 오라 에너지가 있으며
오라 에너지의 밝기나 크기는
사람마다 다릅니다.

건강한 사람은 오라 에너지가 밝게 빛나고
몸이 아프거나 병든 사람은
오라 에너지 막이 어둡거나
깨어져 구멍이 뚫린 모습 등으로 나타납니다.

오라 에너지는 차크라를 열기 전에는

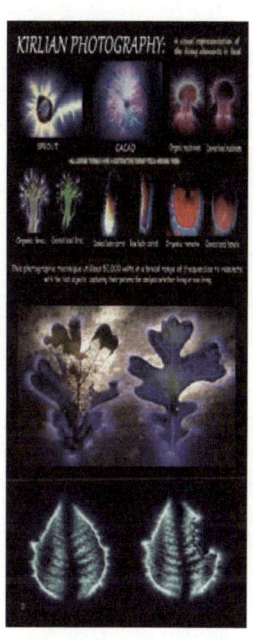

오라(aura),
생명장(life field)
생명체를 둘러싸고 있는 눈에 보이지 않는 에너지층.

키를리안(Kirlian) 사진기로 찍은 오라.

사람마다 별 차이가 없으며
하강하는 영혼들은
몸에서 3~5cm 정도로 나타나고
상승하는 영혼들은
1~3cm 정도 방사하고 있으며
주로 흰색 빛으로 보입니다.
오라 에너지가 크고 밝을수록
높은 차원에서 하강한 영혼임을 상징하며
우주의 신분이 높다는 것을 나타냅니다.

오라 에너지는 차크라를 연결하기 전에도
크기나 밝기 등을 구분할 수 있지만
차크라를 열고 나면
발산되는 오라장의 크기와
빛의 색이나 밝기 등이
우주의 신분에 따라 큰 차이를 보입니다.

차크라를 열고 나면
오라 에너지의 크기는
20~30배 정도 크게 나타나고
밝기 또한 10배 이상
밝아지는 것을 경험할 수 있습니다.

오라장의 크기와 밝기는
우주에서의 신분이나 지위에 따라서도 달라지지만
차크라의 활성화 정도나 용龍의 수와 등급

여의주 개수에 따라서도 달라집니다.

차크라를 연결한 후 몸에서 발산되는
오라 에너지를 분석해 보면
사람마다 빛의 파장(색)과 밝기가 다르고
노궁에서 분출되는 빛의 형상이 다름을
알 수 있습니다.
노궁에서 방사되는 빛의 발산거리와
오라장의 발산범위는 비슷합니다.

몸 중심일수록
그 사람의 영혼의 파장, 색에 가깝고
몸에서 멀어질수록 오라 에너지는 옅어지며
다양한 색들이 퍼져서 나타나게 됩니다.

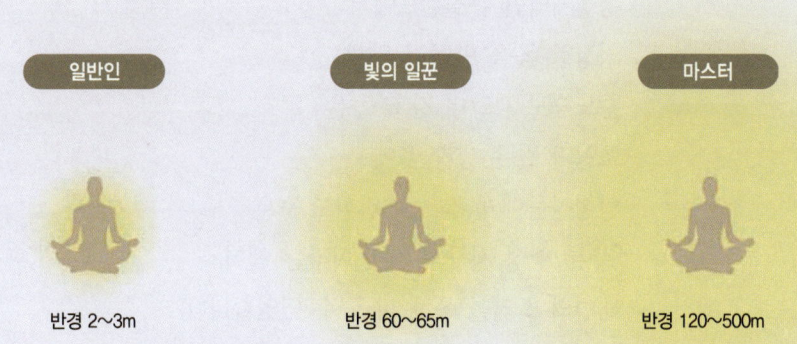

차크라 개통 후 오라 에너지의 세기 비교(차원상승시 기준)

안테나와 채널의 진실도

차크라를 연결하지 않고 채널을 하는 경우
채널의 '진실도'는
채널러의 몸과 마음 상태에 따라 달라지며
최고 84% 이상을 지속적으로 유지하기가 어렵고,
채널을 주는 천사들도 매우 힘들어 합니다.

「가이아 프로젝트」로 잘 알려진 장휘용 교수님*은
「푸른 행성 지구의 진실」이라는 책을 쓰기
6개월 전부터 몸을 맑게 하기 위해
완전한 채식주의를 실천하였습니다.
살고 있던 집에서 살지 못하고
입던 옷들도 입지 못하고
청정지역인 뉴질랜드에서
청정한 몸을 만들기 위해
수도승보다도 더 강도 높은
초인과 같은 생활 끝에
영성인들에게 84%의 진실도 높은
「푸른 행성 지구의 진실」이라는 책이
내면의 소리를 통해 나올 수 있었습니다.

몸이 맑고 깨끗하게 정화가 되어야
진실도 높은 이야기를
세상에 내놓을 수 있습니다.

장휘용 교수(1953~2008) 건강상 문제로 시작한 명상을 계기로 의식이 깨어나고 혹독한 하늘의 시험과정을 통해 진실도 높은 메시지를 책으로 저술함. 저서로 「보는 것만이 진실은 아니다」(2001), 「가이아 프로젝트」(2005), 「푸른 행성 지구의 진실」(2008)이 있음.

아타르^{Atar}님 역시 10년 동안 채널러로서
준비와 시행착오 끝에
평균 진실도 82%의 방대한 내용의
「우주 이야기」를 전할 수 있었습니다.

차크라를 열고 나면
누구나 무형의 안테나가 머리에 설치되는데
이 안테나가 빛의 일꾼임을 증명하는 상징인 동시에
차크라가 연결되었다는 표식입니다.
이 안테나를 통해
천상정부로부터 채널을 받을 수 있으며
내면의 소리도 정확도가 높아질 수 있습니다.

차크라를 연결한 후에는
자신의 상위자아와 합일이 이루어져야 하는데
그 기준이 '의식의 각성도'입니다.
의식의 각성이 높아질수록
안테나를 통한 채널의 진실도가 높아집니다.
안테나는 기본이 하나이지만
특수능력이 있는 사람은 2개,
신분과 역할에 따라 5개까지 가능합니다.

차크라 연결 후
안테나 기능이 활성화되어
채널을 하는 사람이 있으며
보통 3~6개월 정도가 지나야

채널의 단계를 시작할 수 있습니다.
자신의 타임라인에 따라 모든 것이 달라지며
마음의 부정성을 끊임없이 비워내고
하늘의 시험을 무사히 통과해야
하늘과 소통할 수 있는 것입니다.

의식각성도

일반적으로 의식각성은
자신의 노력으로 이루어진다고 생각하지만
자신의 노력으로 이룰 수 있는 것은 한계가 있으며
다양한 요인들이 영향을 끼칩니다.

의식각성도는
개인의 노력이라고 할 수 있는
열린 마음과 의식이 있어야 합니다.
차크라가 열려야 하고
상위자아의 도움이 필요하며
천상정부의 도움이 있어야 하는데
이것을 모두 합쳐 '프로그램'이라고 말합니다.
지구에서 자신의 역할에 맞추어
이미 준비되어 있고
치밀하게 자신의 타임라인에 따라
정해져 있습니다.

너무 일찍 깨어나면
3차원 물질세계에 적응하는 것이
어렵고 힘들기 때문에
자신의 역할과 임무에 맞게
자신이 설정한 타임라인에 맞추어
정확하게 깨어나게 됩니다.

차크라 연결은
깨어날 때가 되어 깨어난 사람에게
의식각성도를 높이는 데
매우 중요한 역할을 합니다.

차크라 연결은
자신의 상위자아와의 만남을
가능하게 하기 때문에
상위자아와의 교류를 촉진시키고
심장 차크라를 통해 내면에 있는 영^{spirit}에게
많은 빛을 보내줄 수 있기 때문에
자신의 영이 기뻐합니다.
내 영혼이 기뻐한다는 것은
가슴 뛰는 삶이며,
살맛나는 삶이며,
의식이 깨어나는 삶입니다.

차크라 연결은
두려움의 에너지인 부정성을 올라오게도 하지만
부정성을 정화하는 역할도 가지고 있습니다.
차크라가 활성화되면서
빛의 몸으로 바뀌는 동안에
에고의 부정성이 정화되면서
의식 각성도가 점차적으로 높아지게 됩니다.

의식의 각성도가 높아져야 빛의 일꾼으로서의

빛의 통로가 잘 형성됩니다.
몸에 확보된 빛의 통로는
감정과 생각, 의지 사이의 협응協應 능력을 증가시키고
이성과 감정 사이의 조화와 균형을 이루게 하고
여성성과 남성성의 조화와 균형을 돕습니다.
이러한 것들은 모두 의식각성도를 높이는 데
중요한 역할을 수행합니다.

차크라 연결은
우리 몸의 빛의 통로를 확보하는 것이고
이 빛의 통로는
육체와 영혼 사이의 교량 역할을 함으로써
영의식으로 깨어나도록 도와주기 때문에
의식각성도가 상승하게 됩니다.

채널이라는 미끼

우데카가 경험한 바에 의하면
빛을 보고 내면과 대화를 하고
채널을 하는 사람일수록
오히려 더 심각한 문제를 안고 있음을 봅니다.

남들이 경험하지 못하는 것을
너무 오래 하고 있다 보면
대부분의 사람은 교만해지고 자만해지며
고집불통에 까칠한 성격까지 갖게 됩니다.
어쩌면 그렇게 똑같은 패턴과 양상으로
흐르고 있는 것일까요?

우데카는 이런 사람들을 보면
처음에는 존경하고 부러워했습니다.
이제는 이런 사람들이 오면
힘들겠다는 것을 알아차립니다.
마지막에라도 무임승차하러 온다면
감사한 마음이지만
지금은 어떠한 기대도 하지 않고
그저 바라보고 지켜볼 뿐입니다.

사람의 교만이란 한번 갖게 되면
쉽게 빠져나오지 못합니다.

마치 화장실에 오래 있으면
자신이 화장실에 있는지 알지 못하고
냄새를 맡지 못하게 되는 것과 같은 이치입니다.

하나같이 자신을 내세우고
타인이 자기를 어떻게 볼 것인지를 늘 살피고
타인을 위에서 아래로 보는 데 익숙하며
홀로 있어야 편한 사람들이 대부분입니다.
타인을 훈계하고 가르치는 말투이고
자신감은 장수보다 더 강한 편입니다.

우데카는 많은 고민 끝에
이런 사람들을 위한 최선의 방법이
그냥 내버려 두는 것임을 깨달았습니다.
지금은 하늘의 유능한 특수교사인
귀하신 분(귀신)들과
어둠의 천사*들에게 모든 것을 맡기고
스스로 무너질 때까지
스스로 변할 때까지
스스로 낮아질 때까지
자극하지 말고
내버려 두는 방법을 택하고 있습니다.

> **어둠의 천사**
> '천마(天麻)'라고도 하며 어둠의 배역을 맡은 천사님. 주로 5~7차원에 거주하며 4차원의 귀신보다는 높은 우주적 신분과 파워를 갖고 있음.

차크라를 열기 전
빛을 보는 수준은 아무리 발버둥을 쳐봐도
레벨 3과 4를 넘지 않으며

채널을 하는 수준 또한 레벨 4를
넘지 못하는 것이 이 우주의 법칙입니다.

이 법칙을 벗어난 존재들은
그 시점에서 그 존재의 역할이 있어
일시적 방편에서 일꾼으로 활용하고 있을 뿐
그 역할이 끝나면 언제든지 능력이 봉인됩니다.
그것이 우주의 질서이며
'주었다가 빼앗는 하늘의 법칙'입니다.

젊은 시절에 이런 경험을 한 사람은
바로 하늘이 주는 미끼를 덥석 문
물고기와 다를 바 없는 신세임을 모르고
평생 동안 이곳저곳을 떠돌고 방황하며
공부하게 됩니다.

미끼를 문 사람은 그때부터
짧게는 5년에서 길게는 30년까지도
강하게 훈련을 시키기도 합니다.
우데카팀에 채널러로서
역할이 있는 사람들은
매우 일찍 미끼를 물어 고생을
정말 많이 하신 분들입니다.
고맙고 감사할 따름입니다.

미끼를 물게 하는 이유는 지속적인 관심으로

보이지 않는 더 큰 세계로 나아가라고
더 노력하라고, 더 정진하라고
더 큰 스승을 찾아가라는 것입니다.
그런데 '당신이 최고야~!'
'내가 최고야~!'를 버리지 못한 채
자신을 가두고 더 폐쇄적인 사람이 되어
일반인보다도 못한 에고 덩어리,
골치 덩어리, 꼴통이 되어
대부분 홀로 방치된 채 살아가고 있습니다.

채널을 하는 사람의 폐해는 더 심해서
넘을 수 없는 아주 높은 산을 가지고 있습니다.
알고 보면 **바람잡이 역할을 통해
보이지 않는 세계를 세상에 알리라는 것이**
그 사람들에게 주어진 역할입니다.
그래서 때가 되어 바람잡이 역할이 끝난 후
봉인을 깨고 능력의 한계를 진실로
넘어서고자 하는 간절한 바람이 없다면
차크라를 열 때가 되지 않은 것입니다.

차크라 연결은
하늘이 주는 미끼를 제대로 물어
바람잡이와 홍보 역할이 끝나고
이제는 때가 되어 더 큰 세계를 보고
알고자 하는 겸손한 사람에게만,
더 큰 능력으로 진정 하늘 일을

할 준비가 된 사람에게만
해당된다는 것을
우데카는 분명하게 밝혀드립니다.

본인이 원한다고 모든 사람들에게
차크라를 열어준다고 착각하지 마십시오.
하늘의 뜻과 마음을 얻은 사람에게만
차크라는 열리게 됩니다.

몸 청소

몸 청소는 차크라를 열기 전
라파엘 그룹과 정령님들과 우데카가
함께 진행하는
몸의 진동수를 높이기 위한
사전 준비작업입니다.
5차원의 빛은 비물질세계를
창조하는 능력과 물질세계를 변화시키는
능력을 가지고 있습니다.

몸 청소는 진보라 빛을 가진 우데카 팀장과
보랏빛의 파장을 지구에 가지고 온
빛의 마스터 144명만이 할 수 있는
고유 권한입니다.

몸 청소는
우리 몸이 물질계를 살아오면서 쌓인 노폐물을
5차원의 빛으로 청소하는 것입니다.
천상에서 열두 분의 정령들이 한 팀이 되어
우리 몸의 세포 하나하나를 기름칠하듯
빛으로 구석구석 청소하는 과정입니다.

몸 청소에서 라파엘 그룹이 하는 역할은
몸의 진동수를 높여 주는 것입니다.

이를 위해 몸 청소하는 동안에
차크라를 시험 가동시킵니다.
대부분 태어나서 처음으로 차크라를
시험 가동을 할 준비를 하거나
부분적으로 가동을 시작하는 역할이 있습니다.

물질세계의 한계로 인해
지구에서의 차크라 활성도는
76%가 상한선입니다.
이중 33%를 차크라 개통을 통해
깨워주고 활성화시켜 주는 것입니다.
일반인의 차크라 활성도는
평균 8% 정도입니다.

몸 청소를 할 때부터
몸의 세포들이 빛으로 깨어나기 시작하면서
의식의 각성도 역시 높아지기 시작합니다.

지구 대재난 시,
바이러스난을 이겨낼 수 있는 기준은
차크라 활성도 46%이며,
사랑지수 50점 이상입니다.

차크라는 우리 몸에 누구나 가지고 있으며
5차원의 빛으로만 작동하게 됩니다.
천상의 빛이 없다면

차크라는 작동될 수 없음을
우데카가 기록으로 남깁니다.

여기에 창조근원으로부터 들어오는 36가지 빛이
차크라를 활성화시키는
원동력이 되는 것입니다.

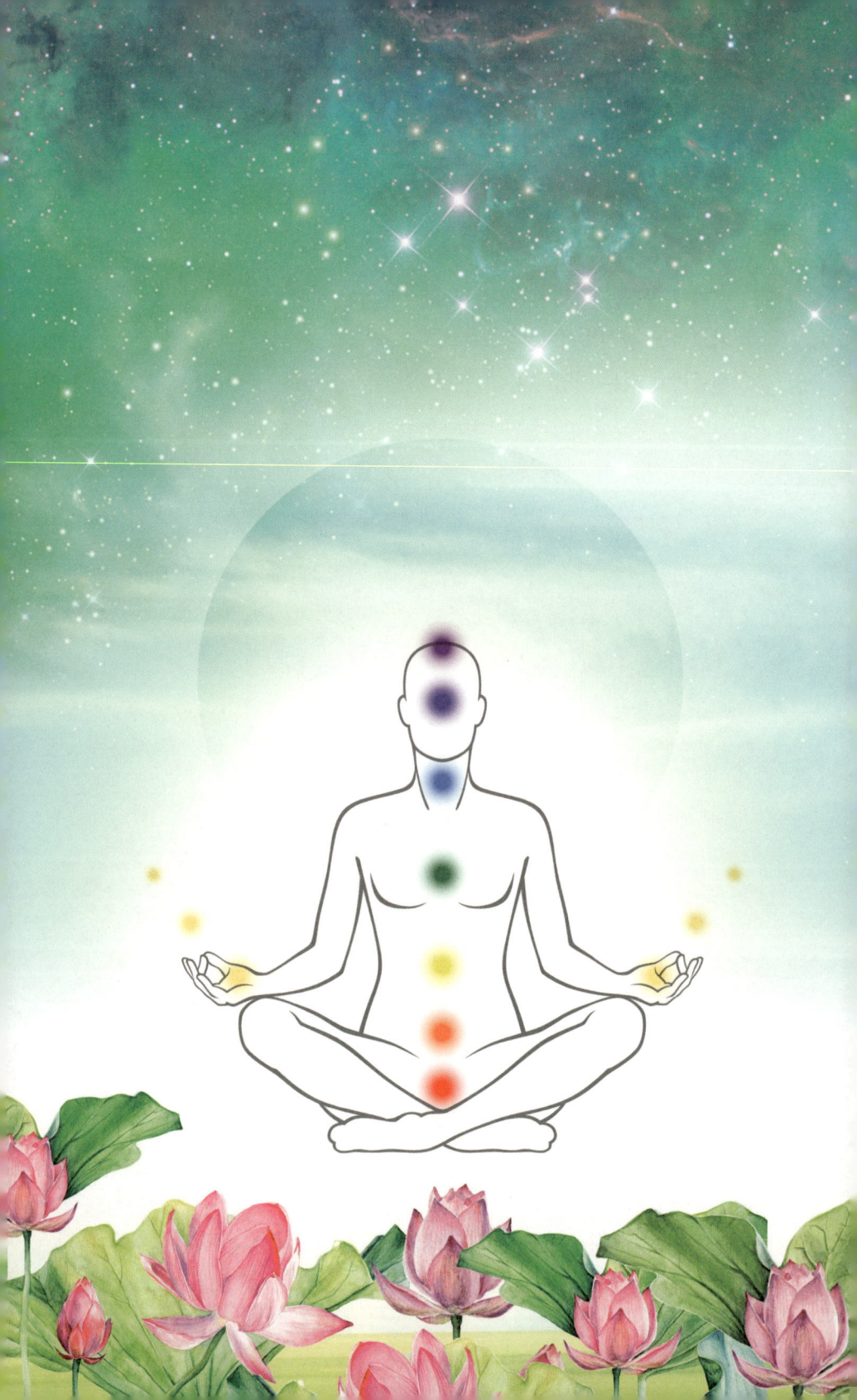

4부
차크라의 개통과 폐쇄

내 삶이
나만의 것이 아닌
상위자아의 조율과
관리 속에 있다는 것을 아는 것이
바로 깨달음의 시작이고
내가 나를 이해하는 지름길입니다.

차크라 개통에 대한 진실 (2014년 3월 기준)

지난 200년 동안
한반도에서 살다 간 조상님들 중
세 분만이 12 차크라를 온전히 열고 갔습니다.
그 분들은 모두 역사적인 격변 속에서
중요한 역할을 하셨습니다.

차크라를 열어 주기 위해 카페를 개설하고
생소한 이야기를 하는 것을 보고
이상하게 느끼거나 좀 더 지켜보자고 하거나
차크라를 통해
돈을 벌려는 게 아닐까 의심하거나
빛을 가장한 이상한 종교라고
의심하는 사람들이 있습니다.

'차크라는 스스로의 노력으로 열어야지
누군가의 도움으로 여는 것은 문제가 있다.
스스로 내면으로 향하는 마음공부가 중요하니
차크라를 열어 준다는
달콤한 유혹을 조심하십시오.' 라며.

우데카는
차크라에 대한 잘못된 생각을 바로잡기 위해
여기에 분명히 기록으로 남깁니다.

차크라는
인간의 노력에 의해 열 수 있는 것이 아닙니다.

우리나라에 기도와 명상을 하는 사람들이
100만 명은 넘는데 수행과 노력으로
12 차크라를 연 사람은
단 한 명도 본 적이 없습니다.

현재 우리나라에는
우데카팀 16명*을 제외하고
차크라가 열린 사람은 5명인데
수행으로 열린 것이 아니라
꼭 필요한 리더로서 빛의 역할을 하기 위해
천상정부 라파엘 그룹이 열어 준 것입니다.
우데카는 이들이 누구인지 알고 있습니다.

우리나라에서 빛을 보고
기$_{氣}$ 치유를 하는 분들이 있는데
천상정부 라파엘 그룹 소속의 53명입니다.
그들은 아직 차크라가 열리지 않았기 때문에
오라 에너지는 일반인과 크게 다르지 않습니다.
그들은 자신이 속해 있는 그룹에서
빛의 형태로 지속적으로
기$_{氣}$를 공급받고 있습니다.
지상에서의 사명과 역할이 있기 때문에
라파엘 그룹이 함께 하며

우데카팀 16명
2015년 11월 6일 현재, 우데카팀에서 차크라가 열린 사람은 98명임.

치유와 치유의 기적이 있는 것일 뿐
차크라가 열린 것과는
아무 연관이 없습니다.

차크라는 수행이나 노력으로
열리는 것이 아닙니다.
하늘 일을 하는 사람이 아니면
열리지도 열릴 수도 없는 봉인입니다.

차크라가 열렸다는 사람들은
대부분 착각하는 것이고
그 착각 중 가슴 차크라가
잠시 열렸다 닫히는 것을
차크라가 열렸다고 오해하는 것입니다.

가슴에서 어떤 이상 징후가 느껴져서
'혹시 차크라가 열린 것이 아닐까?' 하고
착각하는 경우가 있습니다.
이때는 4차원 영계의 방문이거나
어둠의 천사들이
들어와 있는 경우가 대부분입니다.

빛을 보는 단계가 최소한 5단계가 아니면
차크라가 열렸는지 닫혔는지 볼 수가 없고
지속적으로 빛을 보는 수준이
5단계 이상인 사람은

국내에서 우데카팀 4명❖을 포함해
10명도 안 된다는 사실을 우데카는 밝힙니다.

> **우데카팀 4명**
> 2015년 11월 6일 현재, 우데카팀에서 빛 보는 수준이 5단계 이상인 사람은 37명임.

차크라가 열리면
반드시 머리에 무형의 안테나가 설치됩니다.
안테나는 천상과 소통하는 매개체입니다.

차크라는
빛의 일을 하는
각 그룹 리더이거나 수장들에게만
천상정부에서 직접 열어 주고
나머지 사람들은 해당되지 않는다는 것을
우데카가 확인하고 또 확인한 사항입니다.

시험의 과정

'차크라는 수행을 열심히 하고
때가 되면 하늘이 알아서 연결해주는 것이다.
늘 내면을 향하고 명상을 꾸준히 하면서
기도와 공부, 수행을 열심히 하면 되는 것이다.
외부의 도움으로 차크라를 여는 것은
자기가 공부해서 얻은 것이 아니므로
큰 의미가 없다.'

언뜻 보면 그럴듯한 말이지만
이것은 우데카를 비판하는 사람들의
일반적인 생각입니다.

차크라는 노력이나 수행에 의해
열리는 것이 아니라
빛의 일꾼이라는 증표로서
하늘이 열어주는 것입니다.
차크라가 열리는 것은
빛의 일꾼으로서 하늘이 인정한 사람이고
빛의 일꾼으로서 일을 할 수 있는 능력이
하늘로부터 주어졌다는 것을
상징하는 표식입니다.

우데카나 하늘이

모든 사람들에게
차크라를 쉽게 연결해준다고
생각하지 마십시오.

우데카팀에 오는 과정이 1차 관문이고
2차 관문은
우데카의 황금독수리 눈❖을
통과해야 합니다.
모든 과정에 성실하고 순수하며
열정적으로
임해야 하는 것이 3차 관문입니다.
사람의 일이라
사람들끼리 부딪히고 만나는 과정에서
스스로 넘어지지 않고 잘 견뎌내야 합니다.
공부하는 과정 중 의식 확장을 가로 막고 있는
자신의 에고(옳고 그름에 대한 틀)와 편견
나쁜 생활습관(음주가무)들로부터
벗어나야 하는 4차 관문이 있습니다.
하강하는 영혼으로서
교만과 우월감, 자만심의 거품이 다 빠지고
가장 낮은 곳에서도 편안할 수 있어야 합니다.

마음의 중심에 하심下心이 자리잡아
몸에서 배어 나와야 하며 감정과 감성이 솟아나고
기감氣感이 살아나 타인의 아픔을
이해하며 느끼고 공감하며

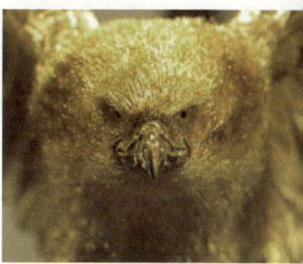

황금독수리 눈
황금독수리의 눈은 명철한
분별력을 상징하며, 가짜나
속임수를 알아채고 구분해
내는 능력을 뜻함.

분별의식을 버리고
연민과 자비, 사랑의 마음으로
사람과 이 세계를 통찰할 수 있는 경지로
올라서야 5차 관문을 통과합니다.

마지막으로, 1차부터 5차까지 합친 것보다
더 교묘하고, 집요하고, 공정하고, 냉정하며
자신의 모든 것을 다 알고 있는
천상정부의 하늘시험을 통과해야
차크라를 열 수 있으며 능력이 주어집니다.

차크라를 열고 난 후에도
자신의 상위자아와 온전히 합일이 될 때까지
이 시험은 멈추지 않고 계속됩니다.
이 모든 과정을 통과해야
진정한 능력이 생깁니다.

우데카팀에는 우데카 팀장뿐 아니라
황금독수리 눈을 가진 많은 수행자들과
마음을 느낄 수 있고 기감이 발달한
많은 분들이 있습니다.
그 분들의 눈을 속일 수 없으며
우데카의 눈 또한 피해가기가 쉽지 않습니다.

자신의 상을 깨기 위해
아집과 독선, 거만과 교만

횡설수설과 황당한 자기 논리
남을 의식하는 허례의식
언어의 틀에 갇힌 관념의 허구
옳고 그름의 틀에 갇힌 참 답답한 사람들까지
무자비하게 느낄 정도의
참담한 심정들을 이겨내야만
시험에 통과할 수 있습니다.

그 길은 결코 쉽지 않으며
10명 중 2명이 살아남을 정도로
어려운 시험입니다.
신중히 생각해서 입문하여야 합니다.

우데카와 하늘이
아무에게나 하늘의 귀한 능력을
쉽게 줄 거라고 생각하지 마십시오.

진정한 빛의 일꾼이라면
이미 이 정도 시험에 대비해서
온갖 아리랑 고개를 넘고 왔기에
그렇게 어렵지는 않습니다.
그러나 머리와 지식으로만 공부한 사람들은
결코 쉽지 않을 것입니다.
겸손하고 온순하고 성실하고
자비로운 덕성을 갖춘 사람만이
빛의 일꾼임을 잊지 마십시오.

차크라를 열어도 좋은 때

몸 청소와 차크라 연결은 분명
하늘의 축복이며 선물입니다.
이 선물을 받고자 하는 사람들은
올바른 태도와 의식을 가져야 합니다.
의욕과 욕심만으로 갈 수 없는 길이기에
하늘의 시험을 통과하기가 어려울 것입니다.

우데카는
부정성이 일어나는 것을 최소화하기 위해
차크라를 열기 전에 많은 것들을 요구합니다.
인정에 치우치지 않고
오직 황금독수리 눈으로
그 시기를 조율합니다.

우주에 관한 기본적인 지식을 갖추어야 하며
하늘의 계획을 충분히 이해하고
큰 그림 속에서 자신의 위치를 아는 사람에게만
차크라를 열어 줄 것입니다.

빛의 일꾼으로서
스스로 담금질 할 수 있으며
술과 담배, 육식에 관한 기본적인 의식 확장이
자리 잡고 있어야 하며

실천력이 검증되어야 합니다.

자신의 부정성을 이겨낼 수 있을 정도로
의식이 확장되어 있거나
가슴 차크라가 활성화될 수 있는 사람에게만
한정해서 차크라를 열어줍니다.

자신의 부정적인 에너지들을
스스로 충분히 제어하고
자유의지로 완전한 통제가
가능하다고 판단될 때에만
우데카는 하늘과 함께 차크라를
연결해 줄 것입니다.

차크라를 열 수 있는 마스터^{master}

차크라는 아무나 열 수 있는 것이 아닙니다.
수행과 노력으로 되는 것도 아니며
예정된 타임라인에 깨어난
예정된 144명의 마스터와
마스터 중의 마스터^{master of master}만이
열어 줄 수 있습니다.

마스터가 아닌 누군가가
차크라를 열어 준다는 것은
있을 수 없는 일이며
4차원의 흑마술로 잠시 속이거나
차크라가 무엇인지도 모르면서
눈속임을 하거나 사업수단으로
전락하는 경우입니다.

어둠의 형제들이나 자칭 도사들이
너도 나도 차크라를 열어 준다고 나선다면
스스로의 분별력으로 잘 살펴야 합니다.
인연 따라 오고 인연 따라 갈 것입니다.

몸에서 보랏빛이 발산되는
마스터만이 차크라를 열 수 있습니다.
우데카는 144명의 마스터와

마스터들의 수장首長만이 차크라를 열 수 있음을
기록으로 남깁니다.

빛의 일꾼들을 위해 일하는
각 그룹의 리더들과 각 그룹의 수장들은
천상정부에서 직접 차크라를 열어 줄 예정입니다.
리더와 수장들이 144명의 마스터에 포함된다면
그 리더와 수장들을 통해
차크라를 열 수 있습니다.
그렇지 못한 사람들은
차크라를 열 수 있는
전 세계에 있는 144명을 통해 열어야 합니다.

차크라를 열 수 있는 방법은
초기에는 매우 제한적이지만
진행되는 일들이 본격화되면
다양한 방법으로 차크라를 열게 됩니다.

모든 공부나 예행연습도 다 마쳤고
그렇게 하기만 하면 되는 것입니다.
그렇게 될 것이고
그렇게 되었습니다.

빛의 일꾼과 광자대

차크라가 연결된 사람은
하늘로부터 빛의 일꾼임을 인정받은 것입니다.
하늘 시험을 잘 통과하면
능력을 부어 받고
역할을 해야 합니다.

빛의 일꾼은
천상정부 친위조직으로
한 사람 한 사람이 천상정부를 대표해
지상에 파견된 비밀 지상요원입니다.
비밀 지상요원이 되려고 준비 중인
예비군 전력도 엄청나게 많이 대기하고 있으니
언제든 자유의지로 빛의 일꾼을 포기하여도
아무것도 잘못되는 것이 없으니
걱정하지 않아도 됩니다.

천상정부 비밀 지상요원인 동시에
천상정부 빛의 군대조직이며
천상정부 단일 명령체계에 의해 움직이는
하늘의 군대조직입니다.

비상시, 각자 내면의 소리나
채널을 받고 움직일 수 있는

천상 군인이라 할 수 있습니다.
**결국 하늘 명령을 내려 받기 위해
차크라를 여는 것입니다.**

천상정부와 창조근원의 명령을 집행하는
아보날 그룹은 우주에서 특별군인 신분으로서
마지막에는 지구 행성의 계엄군 역할과
치안판사 임무도 주어집니다.

지구 위를 걸었던 대부분의 성인과 영웅들이
지구 마지막 주기와 축제의 순간을 위해
모두 육화肉化해 와 있으며
이들이 사실상 빛의 일꾼 144,000명입니다.

자신의 상위자아와 합일되어
빛과 어둠이라는 이원성의 통합을 위해
모든 역사적 인물들이
한 자리에 모일 것입니다.
이 한 사람 한 사람의 아바타들이
빛의 일꾼들로 와 있는 것입니다.

자신의 상위자아와 합일을 이루기 위해
모든 것이 완전한 통제 속에서 진행된
천상정부 작품이라는 것을 알게 될 것입니다.
차크라 개통은 바로
이 모든 것을 연결하고 완결짓는 고리입니다.

빛의 일꾼에게 차크라 연결이
시작과 끝을 의미한다면
일반인에게 차크라를 연다고 하는 의미는
질병과 바이러스난으로부터
생명을 지키는 수단이 됩니다.

광자대에 의한 영향으로
바이러스난이 예정되어 있는데
바이러스보다 높은 진동수를 유지하여야
생존할 수 있기 때문에
**차크라를 여는 것만이
유일한 생존의 길**✢이 될 것입니다.
지구에 살면서 차원상승의 대상이 되는
대부분의 사람들은
차크라를 열게 될 것입니다.

우데카는 바이러스난이 시작되면
3,000명 이상의 사람들을 대상으로 동시에
차크라를 열어줄 수 있을 것입니다.

이렇게, 이렇게 준비되는 것이
12 차크라를 연결하는 의미입니다.
천상정부와 우데카는
빛과 인연이 있는 모든 분들을 위해
최선을 다할 것입니다.

차크라를 여는 것만이 유일한 생존의 길

지축의 경사로 인해 지구에서 차크라 최대 활성도는 76%로 제한되어 있음. 광자대의 영향으로 발생하는 바이러스난을 극복하기 위해서는 가슴 차크라를 기준으로 46% 이상 활성화되어야 함. 차크라를 처음 열었을 때는 활성도가 33%이며 시간이 지남에 따라 차크라 에너지 조정을 통해 점점 상승하게 됨. 일반인의 차크라 활성도가 8% 정도임을 고려할 때 바이러스난을 극복할 수 있는 유일한 생존의 길은 차크라를 여는 것임.

'빛을 본다'는 것의 숨겨진 의미

'빛을 본다'는 것은
보이지 않는 세계를 볼 수 있다는 의미입니다.

그런데 빛을 본다고 저절로 모든 것을 안다고
생각하는 사람이 있다면
대단한 착각을 하는 것입니다.
우주의 원리를 모르는 사람이
빛을 보면 무엇을 할 것이며
영계의 법칙을 모르는 사람이
귀신을 본다 한들 무엇을 할 수 있겠는가?
음식이 목을 넘어 가는 순간
의학적으로 아무것도 모르는 사람이
경혈과 경락을 본들 무엇을 할 수 있겠는가?
빛의 사람, 어둠의 사람이 무엇인지도
모르는 사람이 가슴 차크라를 보는 것이
무슨 의미가 있겠는가?
기와 빛, 파동과 색의 관계를 모르고
빛을 본다면 무엇을 할 수 있겠는가?

하늘이 아무것도 모르는 사람에게
높은 수준의 빛을 보게 해 줄 것이라고
생각하시는지요?
마음을 비우지 않고

사리사욕이 가득한 도사 흉내를 내게 하려고
차크라를 열고 빛을 보게 하시겠는가?

감당하지도 못하는 사람에게
잘 알지도 못하는 사람에게
진실의 무게를 감당하지 못하는 사람에게
미래를 왜곡시킬 가능성이 많은 사람에게
빛을 보는 수준을 높게 해 주시겠는가?

「빛의 생명나무」는
이미 모든 것이 준비되어 있거나
성실하게 공부해서
부족한 부분을 채워가며
하늘의 시험을 통과한 사람들이
우주의 원리를 공부하고
차크라를 열며 빛을 보는 곳입니다.

빛의 역할과
어둠의 역할을 하는 사람을 구별하고
사람의 마음을 들여다 볼 수 있는 것이며
보이지 않는 매트릭스(matrix)의 세계를
볼 수 있는 것이며
보이지 않는 우주의 세계
보이지 않는 우주의 질서
보이지 않는 우리 몸의 세계와
보이지 않는 요정과 정령의 세계

매트릭스(matrix)
매트릭스는 빛, 중간, 어둠으로 구성되며 인간의 생각, 감정, 행동을 지배하는 바탕과 기반. 동일한 상황에 대해 다른 반응을 보이는 것은 매트릭스의 구조가 다르기 때문이며 매트릭스는 빛과 어둠의 에너지체(존재)를 통해 발현됨.

보이지 않는 영계의 법칙 등을 알게 됩니다.
우데카는 그동안 인류에게
한 번도 공개되지 않은
우주의 원리와 영계의 법칙을
지속적으로 발전시켜 주며
우주적 지식과 지혜를
최선을 다해 전해 줄 것입니다.

이것이 차크라를 열고
빛을 본다는 것의 숨겨진 비밀입니다.

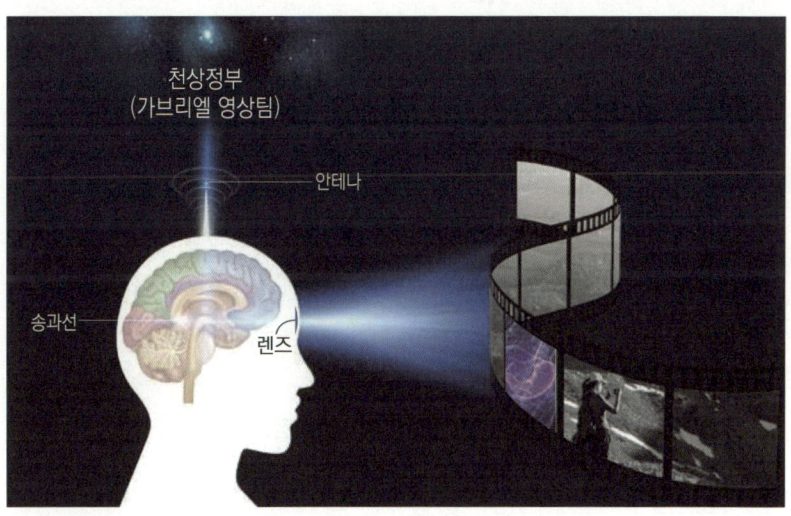

홀로그래머와 빛을 보는 원리

빛을 본다는 것은 송과체와 인당의 활성화를 통해 육안으로 보이지 않는 세계를 본다는 의미로, 흔히 영안(靈眼), 신안(神眼), 심안(心眼) 혹은 제3의 눈(Third eye)으로도 불립니다. 송과체와 인당 사이에는 영적인 렌즈가 있으며 그 렌즈의 미세조정을 통해 영상을 선명하게 볼 수 있습니다. 빛을 보는 사람을 「빛의 생명나무」에서는 홀로그래머(hologramer)라고 하는데, 홀로그래머의 요청에 의해 영상을 송신하는 업무를 담당하는 곳은 천상정부의 가브리엘 그룹 영상팀입니다.

우주 계급장 찾아 주기

하강하는 영혼들 중에는
'영성인'이라는 타이틀을 가지고 살면서
아직도 차원상승의 뜻을 이해하지 못하고
'혹시 더 좋은 곳은 없나?'
'혹시 더 확실하고 획기적인 곳은 없나?' 하고
환자가 병원을 옮겨가듯
아직도 영성계를 쇼핑하고 있는
사람들이 많습니다.

여기에 한걸음 더 나아가
아직도 우주선을 기다리는 사람들도 있습니다.
자신이 창조근원의 현신現身이라고 믿고
자신만 구원된다는 생각에 사로잡혀
70억 인류의 미래는 관심도 없고
자신만의 특별한 맞춤구원을
기다리는 사람들이 있습니다.

경제대공황과 백두산 폭발을 시작으로 한
자연 대재앙이 코앞에 닥쳤는데도
대부분의 영성인들이
잠을 자고 있는 것이 현실입니다.

지구 행성은 재미있으면서도

슬프고 가슴이 미어지는 참 답답한 행성입니다.
이럴 때면 봉인된 기억들이
참으로 야속하게 느껴지기도 합니다.

빛의 일꾼들은
이 땅 지구별에서 차원상승이 예정된
산신 그룹, 지신 그룹, 해신 그룹을 지원하고
불균형한 우주 에너지를 조율하며
창조주의 '가이아 프로젝트'❖를 완수하기 위해
우주의 계급장을 떼고 기억을 봉인한 채
우주에서 이곳 지구로 하강한
아주 귀한 분들입니다.

가이아 프로젝트
(Gaia Project)
가이아는 살아있는 거대한 생명체로서 지구를 가리키는 별칭. 우주 진화과정에서 발생한 다양한 모순과 문제들에 대한 해답을 지구라는 행성에서 찾으려는 실험이 가이아 프로젝트. 이 프로젝트의 결과가 지구내부의 게(Ge)에너지이며 우주의 모든 부정성에 대한 백신이 될 것임.

빛의 일꾼들은
차원상승을 위해서 우주선을 기다리거나
목말라 할 필요가 없습니다.
이미 오래 전에 차원상승을 이룬 사람들로서
144,000명으로 이루어져 있습니다.
빛의 일꾼을 돕기 위해 온
1억 2천만 명의 헤요카들도
5차원 이상에서 오신 분들입니다.

이제는 때가 되어
자신의 상위자아를 찾아주고
우주에서의 신분을 찾아주고
우주에서의 신분에 걸맞는 능력을 주기 위해

차크라를 여는 것입니다.

우주에서 신분이 아무리 높아도
봉인된 채, 아무것도 모르고
아무 능력이 없다면 그냥 꽝이지요.
꽝인 채 사는 삶도 나쁘지는 않습니다.
그깃 역시 공부니까요.

우데카는
우주에서 자신의 신분과 계급장을 찾아서
능력을 갖추게 하고
봉인을 해제해 주고
능력을 향상시켜 주는 역할을 합니다.
그것이 우데카에게 주어진
이 땅에서의 사명입니다.
이것이 우데카가 차크라를 열어 주는
진정한 목적입니다.

모순과 한계를 넘어서

스스로 갇힌 벽
알면서도 빠져버린 함정
자기를 몰아세운 욕심과 욕망의 늪
자신이 가진 능력의 한계 등
구조적인 모순과 마주하며
태산처럼 버티고 있는 삶의 모순 속에서
매 순간이 참으로 힘들고
어려운 날들의 연속일 때가 많습니다.

차크라를 연다는 것은
자신이 가진 모순과 한계를 극복하는
중요한 절차입니다.
수십 년 동안 기공과 호흡 수련을 하고 명상하며
수많은 사람들을 치유하는 사람들도
대부분 자신의 백회 차크라 하나 열지 못합니다.
보이지 않는 세계를 그 누구보다도
명확하게 보는 우데카팀 입장에서는
세상에서 이름 있고,
용하다고 소문난 인물들 중
가슴 차크라나 백회 차크라가
빛으로 온전히 열린 사람을
거의 본 적이 없습니다.
유명한 사람일수록 빛의 역할보다는

어둠의 역할을 하는 사람들이 더 많습니다.

우데카는 백회 차크라를 여는 데
단 1초도 걸리지 않습니다.
왜냐하면 우데카 혼자 하는 것이 아니라
하늘의 천사 라파엘 그룹과
늘 함께 하고 있으니까요.
우데카에게는
힘들다, 어렵다는 말이 해당되지 않습니다.

차크라를 여는 것은
사람들의 한계와 모순을
온전히 넘어서서 자기 자신의 상위자아와
합일이 된다는 의미입니다.

차크라를 열기 전,
우주학교 기초반과 몸 청소 과정을 거치면서
대부분의 문제는
스스로 답을 찾거나
자연스럽게 정화되어 사라집니다.
나머지는 자신이 해결해야 하는
에고와 카르마의 문제입니다.

이 과정을 빛과 사랑으로 가득 채우고
차크라를 열면
하늘로부터 다양한 선물을 받게 됩니다.

자신의 한계와 모순을 온전히 넘어설 수 있는 길이
차크라 연결과 함께 있습니다.
욕심으로 얻을 수 있는 것이 아니라
하늘의 마음을 얻을 수 있는 사람만이
차크라를 열게 됩니다.
그렇게 될 것이고
그렇게 되었습니다.

📖 모순과 한계에 갇힌 사람들

- 마음은 있지만 몸이 무겁고 아파서 체력이 약해서 늘 힘들어 고민하는 사람들
- 자신의 한계를 실감하고 느끼는 사람들
- 자신의 역할을 제대로 수행하고자 하는 사람들
- 하늘을 원망하다 지친 사람들
- 무엇인가 자기 자신에게 비밀이 숨어있음을 눈치 챈 사람들
- 인간적인 생각이나 고민, 이해득실이 부질없음을 아는 사람들
- 머리가 아닌 가슴을 빛과 사랑으로 채운 사람들
- 더 이상 자신을 남에게 드러내어 인정받는 것이 부질없음을 알고 오직 하심(下心)으로 하늘의 일을 하고자 하는 사람들
- 자신의 노력으로 할 만큼 최선을 다해봤지만 진척이 없어 새로운 돌파구가 필요한 사람들
- 신이 나를 버리지 않았고 마지막 튼튼한 동아줄이 어디엔가 있을 것이라는 희망을 포기하지 않고 가슴에 품고 살아온 사람들
- 너무 많은 실패의 연속으로 죽고 싶은데 죽지 못해 살고 있는 사람들

성욕의 증가

의식이 각성되면
반드시 성욕도 증가됩니다.
의식 각성은 진리의 영, 거룩한 영
사고조절자가 깨어나는 것을 의미합니다.
의식 각성이 이루어질 때
성욕 증가와
눈물이 많아지는 경험은 피할 수 없습니다.

우리 몸에는 12개 에너지 센터의
중심이 있습니다.
이를 12 차크라라고 합니다.
12 차크라는 우리 몸 144개의
에너지 포탈portal 점들을 활성화시킵니다.

차크라를 연결한다는 것은
하늘에서 차크라 봉인을 해제하여
몸의 차크라를 활성화시키는 것이며
몸의 경혈이 활성화된다는 것이며
몸의 에너지 센터들이 활성화된다는 것이며
몸의 기와 혈의 흐름이 좋아진다는 뜻입니다.
따라서 차크라가 연결되면
에너지 흐름이 좋아지면서
성욕이 1.3배에서 3배까지 증가합니다.

차크라 연결 전후의 성욕❖을 비교해 보면
한 명도 예외 없이
성욕이 확연하게 증가함을 알 수 있고
실제로 그것을 느끼는 사람이 많습니다.

의식 각성도가 높아질 때
가슴 차크라가 열릴 때
차크라를 열고 난 후에
사랑하는 그녀와 그이가 함께할 때는
대부분 성욕이 증가합니다.

증가된 성욕을 어떻게 풀 것인가?
세상에서 제일 좋은 방법은
사랑하는 사람과 함께 있는 것이고
함께 사랑하는 것입니다.
사랑하는 사람이 없는 분이라면
사랑하는 사람을 마음속으로 그려 보십시오.

자신이 좋아하는 일이나 노동
자신이 좋아하는 운동이나 취미생활
자신이 몰입할 수 있는 음악이나 미술, 무용 등
에너지를 쏟아낼 수 있는 창작활동
자신이 행복을 느끼는
봉사활동 등으로 풀어 보십시오.

차크라 연결은

차크라 연결 전후의 성욕

갑순이 3 → 6
갑돌이 10 → 14
철수씨 12 → 19
영희양 10 → 14
네비양 11 → 16
네비군 15 → 23
정모씨 15 → 35

연령별 일반인 평균 성욕의
기준을 10으로 함.

지치지 않는 열정과 지치지 않는 체력과
무언가를 해낼 수 있고
도전할 수 있는 에너지가 늘 생성되는
젊음으로의 회춘을 의미합니다.

차크라가 연결되면 더 이상의 노화가 정지되고
일정 부분 회춘하게 되며
가슴 차크라의 활성화로 예뻐지게 됩니다.

성욕은 삶의 동력입니다.
성욕이 없는 사람은 소극적인 사람입니다.
성욕이 많다는 것은 에너지가 많다는 것이고
성욕이 강하다는 것은 의욕이 강하다는 것이고
성욕이 세다는 것은 열정적이라는 것이고
성욕이 지속적이라는 것은 지치지 않는
집념과 신념이 강하다는 것입니다.
이 증가된 성욕은 삶의
창조적인 에너지의 원천이 됩니다.

사랑할 때와 의식이 깨어날 때

의식이 어느 정도 깨어날 때에는
사랑을 많이 나누는 것이 좋습니다.
교감이 필요하고 서로간의 소통이
제일 많이 필요한 시기입니다.
의식 각성도가 33에서 73 사이에서는
성욕의 증가와 감정의 변죽이
자신이 인식하고 죄의식을 느낄 정도로
강력하게 나타납니다.

사랑하는 감정을 느낄 때 제일 좋은 것은
그것을 교감하는 누군가와
함께 사랑을 나누는 것입니다.
그 사랑의 에너지는
우리 몸의 세포 하나하나에 저장됩니다.

교감을 나누지 못하면
가슴에서 눈물만 나고, 슬퍼지다가
에너지가 승화되지 못하고 정체되며
자연스럽게 소멸됩니다.

성을 터부시 하고
성에 대한 두려움을 가지는 이유는
의식이 깨어나는 것을 두려워하도록

어둠의 형제들*이 심어놓은 매트릭스 때문입니다.

> 📖 **어둠의 형제들**
>
> 지구는 실험행성이자 영혼의 진화를 위한 학교로서 빛과 어둠, 선과 악이 공존합니다. 어둠의 매트릭스는 창조주 하나님의 뜻에 따라 루시엘(Luciel) 대천사와 이의 아바타인 루시퍼(Ludifer), 사탄(Satan)에 의해 설계되고 구축되었습니다. 현재 지구에는 일루미나티, 프리메이슨 등의 이름으로 세계단일정부 수립을 통해 지구를 완전히 지배하고자 하는 계획이 진행되고 있습니다.
>
> - 어둠의 설계자 : 루시엘 대천사(8차원) → 루시퍼 천사(6차원) → 사탄(4차원)
> - 어둠의 일꾼 : 루시엘 지파 24만 명
> - 데니카(denika) 그룹 : 어둠의 일꾼을 도와 줄 1억 2천만 명의 역할자
> - 어둠의 정부 조직 : 일루미나티(Illuminati, 光明會), 프리메이슨(Freemason) 등
> - 어둠의 은하인종 : 렙틸리언(Reptilian), 파충류형, 제타인(Zeta) 등

사랑하는 마음과 성적인 욕구가 증가될 때
의식 각성도 함께 옵니다.
사랑하는 감정 없이 지식만 쌓는
의식 각성은 한계가 있습니다.

그러니 많이 사랑하세요.
짝사랑만 해도 그 에너지는 증폭됩니다.
깨달은 사람 모두에게는 자기 목숨만큼이나
사랑하는 대상이 있었음을 기억하세요.

사랑하지 못하면 깨달음 또한 없습니다.
누군가를 위해 간절히 아무런 대가 없이
사랑을 품어 보세요.
만날 수도 없고 사랑할 수도 없는 관계일수록
더 간절하고 진실할 것입니다.
그래야 차크라는 열립니다.

차크라는 사랑이라는 에너지가 응축되어
열리고 깨어나는 장치입니다.
그러니 사랑해야 합니다.
육체적 사랑도 좋고, 짝사랑도 좋고
신을 위한 헌신도 좋고
자연에 대한 사랑도 좋고
자식에 대한 무한한 사랑도 좋고
애완동물에 대한 사랑도 좋고
마음을 다하고 정성을 다해서 사랑해야 합니다.

사랑을 품고 사랑을 확장하는 것이
신이 주신 삶을 확장하는 하나의 방법이라는 것을
이해하고 기억해야 합니다.
사랑은 너와 내가 형제 자매가 되고,
하나가 되게 하는
마법의 요술램프✦를 작동시키는
마스터키 master key 입니다.

사랑에는 경계가 없습니다.

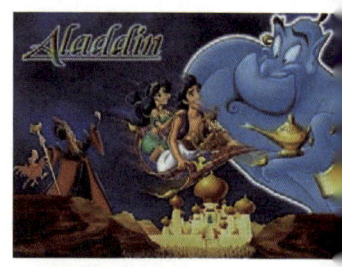

알라딘과 요술램프
요술램프 지니(Genie)는
소원을 들어주는 요정으로
사랑의 힘을 상징함.

경계를 가지고 있다면
그 사람은 다음 삶이 필요한 사람입니다.

어떤 사랑이든 진실한 사랑은
아무나 쉽게 할 수 있는 게 아닙니다.
희생과 봉사, 기다림과 인내 없이
슬픔과 아픔 없이 완성할 수 없음을
깨어나는 동안 알 수 있습니다.

의식이 깨어날 때 너무 기뻐서 흘리는
내면의 눈물을 경험하게 됩니다.
이 단계를 지나 의식각성도가 73 이상이 되면
육체적 욕망은 점점 사라지고
마음에 기쁨만 남게 됩니다.
개인마다 다르지만 무엇이든 고비가 있습니다.

사연의 고개,
에고의 아리랑 고개를 잘 넘고 넘어
지금 여기 이 자리까지 왔습니다.

우데카는
이 글을 읽고 있는 형제 자매들에게
삶의 고단함을 풀어 줄 수 있는
마음 속 빛의 성지를 준비하고 있습니다.

차크라 개통 후 부정성否定性

차크라를 연결하는 것은
인간의 몸에서 일어나는 현상이지만
자신의 자유의지로 할 수 있는 문제가 아니라
오직 천상정부의 뜻과 계획에 의해서만
가능합니다.

우데카는 하늘의 대행자代行者로서
차크라를 열어줍니다.
우데카 역시 개인으로서는
아무런 권한과 능력이 없으며
하늘이 우데카를 통해
차크라를 열어줄 뿐입니다.

차크라 연결은 몸의 진동수를
높이는 중요한 절차입니다.
차크라 연결 전에
몸의 진동수가 이미 높은 사람은
심장에 요정이 살 수 있을 만큼
맑고 순수하다는 특징이 있습니다.
이미 가슴 차크라가 열려 있어서
창조근원으로부터 들어오는 빛을
충분히 받고 있었기에 몸의 진동수가
어느 정도 상승해 있는 사람도 있습니다.

감정선과 성격선

감정선은 하늘에서 인간의 감정을 조정하는 12가닥의 선으로 갑상선을 중심으로 임맥을 따라 존재하고, 성격을 조정하는 성격선은 7개 색상으로 독맥을 따라 존재함. 감정선과 성격선으로 인해 인간은 하늘의 통제를 벗어날 수 없음.

차크라가 연결되면 광자대와 창조근원의 빛이
차크라를 통해 몸에 집적되기 시작하면서
감정선*에 교란이 생기고
빛과 어둠이 분리되며 집적된 빛이 강해질수록
에고는 점점 더 심하게
저항하는 에너지로 나타나게 됩니다.
이러한 에고의 저항을 부정성이라고 합니다.
차크라 연결 후 감정상의 변화가
너무 심하게 나타나
주변과 충돌이 일어나기도 합니다.

인지하거나 인지하지 못하는 상태에서
우울증 환자나 조울증 환자처럼
극심한 변화를 겪는 사람들도 있습니다.
자신이 눈치 채지 못하면
상황은 악화될 수밖에 없습니다.

어릴 때 받았던 상처나 아픈 기억들
억압되고 왜곡되었던 감정들
숨기고 감추기에 급급했던 과거의 아픔들
잃어버리고 살아 왔지만
가끔씩 되살아나는 끔찍한 기억들
무의식 속에 감추어진 각종 콤플렉스와
억압과 방어기제와 폭력적 성향들
내려놓지 못하고 집착하는 성향들
내가 살아오면서 탄생시킨

에고의 온갖 다양한 부정성들이
일제히 드러나게 됩니다.

'하늘의 빛은 의욕과 욕심만으로 받을 수 없다'는
말씀 그대로 부작용이 나타나는 것입니다.
우데카 역시 시행착오를 거치면서
참 많은 사람들을 잃어버리는
아픔을 겪었습니다.
몸과 마음이 정화되지 않고
의식 확장이 이루어지지 않은 상태에서
차크라를 연결한다는 것이
얼마나 부질없고 위험한 것인지
우데카는 뼈저리게 느끼고 있습니다.

부정성을 털어내는 과정은
너무나 고통스러운 과정입니다.
자신도 모르는 부정적인 에너지들이
우후죽순처럼 동시다발로 터져 나옵니다.
자신의 부정성들을 온전히 인정하고 이해하며
수용하고 용서하며
사랑으로 감싸고 치유가 끝날 때까지
부정성들은 끊임없이 올라오고 또 올라옵니다.

짧게는 3개월에서 길게는 6개월 이상
몸 청소와 함께
자신의 부정성들을 털어내기 위한

과정이 시작됩니다.
이 과정을 다 통과해야
온전히 빛을 보고 채널을 하며
자신의 상위자아와 합일을 이룰 수 있으며
안테나를 통해 천상과의 소통도 가능해집니다.

빛의 일꾼이 된다는 것은 땅의 사람에서
하늘 사람으로 신분이 바뀌는 것이니
모든 면에서 과거의 습習들을 버리고
새 사람으로 거듭나는 과정이
시작되는 것을 의미합니다.

몸 청소를 하고 차크라를 연결한다고
모든 것이 끝나는 것이 아닙니다.
그 때부터 자신의 에고와
부정성과의 싸움이 시작되고
'영성인'에서 빛의 일꾼으로
본격적인 담금질이 시작됩니다.

차크라를 연결한다는 것은
빛의 일꾼이 되기 위한
기본 과정일 뿐이며,
부정성들을 털어내는 이 시기가
제일 힘들고 고통스러운 과정임을
명심해야 합니다.

차크라의 폐쇄와 재가동

차크라를 연다는 것은
12 차크라를 중심으로
몸의 경락들이 빛으로 열리는 것을 의미합니다.
경혈들이 빛을 공급받는 것이며
경락들이 빛을 온몸으로 운반하는 것이며
빛의 몸이 되기 위해 꼭 필요한
에너지 조정 작업입니다.

빛의 일꾼이 아니라면
굳이 차크라를 열 이유도 없으며
우데카가 차크라를
열어 줄 이유는 더 더욱 없습니다.
오직 빛의 일꾼들에게만
빛의 일을 하기 위한 도구와 준비 단계로서
차크라를 열어주는 것입니다.

회전하고 빛을 발산하는 차크라의 작동상태는
그 사람의 마음 상태를 보여주는
바로미터barometer인 동시에
사랑과 자비의 지표이자
연민과 감사함의 지표이며
모든 긍정성의 총합이며 척도입니다.

차크라의 상태는 그 사람의
부정성과 긍정성을
한 눈에 알 수 있는 지표입니다.

마음은 늘 물결치는 파도와 같아서
잠시도 멈추지 않고 수많은 삶의 모습들을
다양한 감정이라는 형태로 드러냅니다.
끊임없이 요동치는 파도를
인간의 번뇌와 망상이라고 하며
마음의 파도가 멈춘 고요한 상태를
해인海印이라고 합니다.

차크라가 연결되어 빛이 돌다가
흔들리는 마음이 일어나고
빛으로 향하는 의지가 약해지고
마음 한 자락에 불신과 자만심,
교만한 마음이 들어오고
차크라를 열 때의 그 순수한 마음을 잃어버리고
**빛의 길을 포기하고
부정성의 에너지를 불러들이게 되면
차크라는 서서히 닫히게 되고
형태마저 무너져 내리며
봉인되는 경우도 있습니다.**

공부를 포기하는 사람들의 차크라는
3개월에서 6개월 사이에 대부분 닫히게 됩니다.

물질세계에 다시 갇혀 살거나
에고의 감옥 안에 자신을 가두거나
빛으로 향하는 의지들이 줄어들거나
공부를 포기하거나
부정성에 자신을 많이 내어줄수록
차크라는 그 만큼 더 빨리 닫히게 됩니다.

그러나
시간이 지나면서
상황이 변하면서
마음이 변하면서
굳이 빛의 길을 원하지 않는 사람들일지라도
아무 걱정할 필요가 없습니다.

차크라를 열어 주는 것도 하늘이 하는 것이고
차크라를 닫는 것도 하늘이 하는 것입니다
이것을 결정하는 것은 바로
자신의 마음 한 자락에 있으니
마음 한 자락이 하늘을 향하고 있다면
차크라가 닫히는 일은 없으니까요.

차크라가 닫힌 채 살다가도
마음 한 자락이 빛으로 돌아오면
차크라는 다시 돌기 시작합니다.

인간의 감정은 시시각각 변하지만

차크라는 감정 변화에 크게 영향을 받지 않습니다.
감정 뒤에 있는 의식의 근원이자 바탕인
마음에 의해서 차크라는 영향을 받습니다.
감정상의 변화는 차크라의 활성도에
어느 정도 영향을 미칠 수 있으나
긍정적인 마음을 회복하면
차크라는 바로 가동되는 것이니
걱정할 필요는 없습니다.

모든 것은 마음 한 자락에서 피고 집니다.
차크라 역시 특정인의
전유물이나 특권이 아닙니다.
마음이 빛을 향할 때
마음이 사랑으로 충만할 때
마음이 자연과 하나가 될 때
마음이 우주심으로 열릴 때
그 순간 차크라는 돌기 시작합니다.

차크라를 열었든 열지 않았든
차크라가 열리고 닫히는 것이 모두
마음 한 자락에 있음을
다시 한번 우데카가 전합니다.

차크라가 닫힐 때 나타나는 증상

자연 상태에서도 백회와 가슴 차크라가
자신의 타임라인과 감정선의 변화에 의해
일시적으로 열렸다가 닫힙니다.
차크라는 대부분 봉인되어 있기에
자연 상태에서는 온전히 열릴 수 없으며
열렸다가도 일주일이나 보름 정도 지나면
닫히는 것이 일반적입니다.

차크라가 열리는 순간은
우리 몸에 빛의 홍수가 난 것입니다.
자신의 부정성이 일시에 청소된 것처럼
깨끗해지고 맑아졌음을 의미합니다.
또한 우리 몸의 경혈 중 최소 33%가
빛으로 열렸다는 것이며
막혔던 경혈과 경락들이
빛으로 순환되기 시작함으로써
빛의 몸이 되는 기반을 갖춘 것입니다.

그런데도 우리 몸이 계속 아픈 경우는
아직 빛으로 깨어나지 못한 67%의
경혈과 경락을 빛으로 밝혀 달라는
간절한 소망의 표현입니다.

차크라를 열고 난 뒤
빛의 공부를 그만두고 3차원 물질세계에
다시 갇혀 살게 되거나
부정성이 올라와서 공부를 멈추게 되면
그때부터 차크라 가동률이 떨어지게 됩니다.
이때부터 몸이 조금씩 더 아파지게 되며
빛을 공급받다가 단절되었기 때문에
통증의 강도가
이전보다 3배나 더 증가하게 됩니다.

한번 빛의 세계를 맛본 세포와 영혼은
그 순간을 영원히 기억하고 있으며
그 빛을 간절히 원하고 있습니다.
더 많은 빛을 요구하는
세포들의 소원을 외면하지 마십시오.
빛으로 돌아가기 위한
세포들과 영혼의 아우성이
몸의 부정성으로 인해
몸의 아픔으로 나타나는 것입니다.

차크라가 열리고 나서 생긴 능력은
차크라가 작동되고 있는 동안
사라지지 않고 계속됩니다.
차크라를 연결하고 공부를 그만두는 때에도
능력은 6개월 정도 지속되며
서서히 감소하다가 어느 순간 사라지게 됩니다.

차크라를 열고 사정상 공부를 그만두더라도
사랑하는 마음과 자비의 마음,
우주심을 간직하고 있으면서
자연과 하나됨을 잊지 않고 전체성을 유지하며
마음 한 자락이 사랑으로, 빛으로 남아 있다면
차크라는 멈추지 않을 것이고
능력 또한 사라지지 않습니다.

이것이 빛이 일하는 방식이며
하늘이 일하는 방식이며
빛이 작동되는 우주의 마음입니다.
어디에 있든 하늘 사람이며
빛의 사람이며,
빛의 일꾼임을
잊지 말아야 합니다.

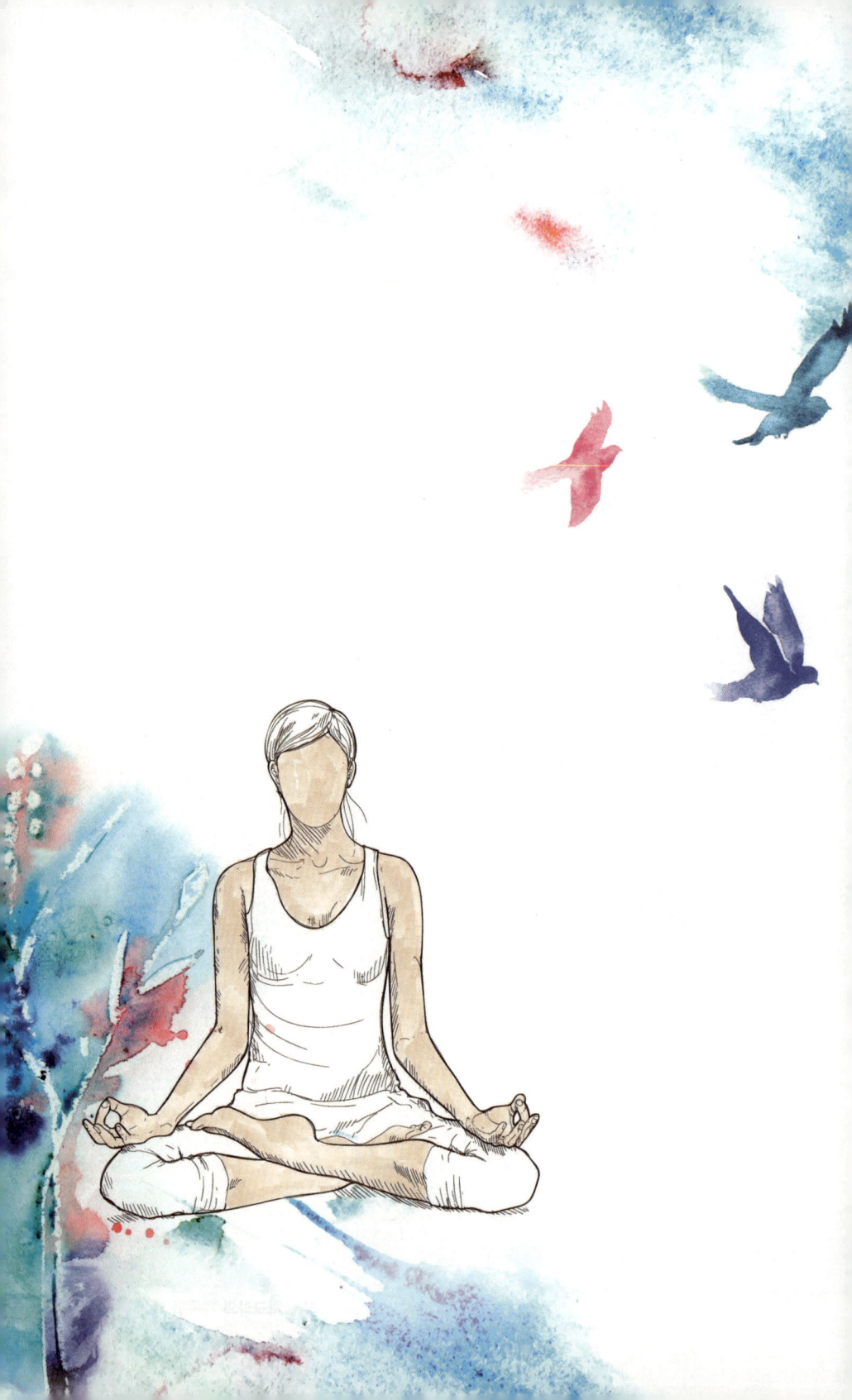

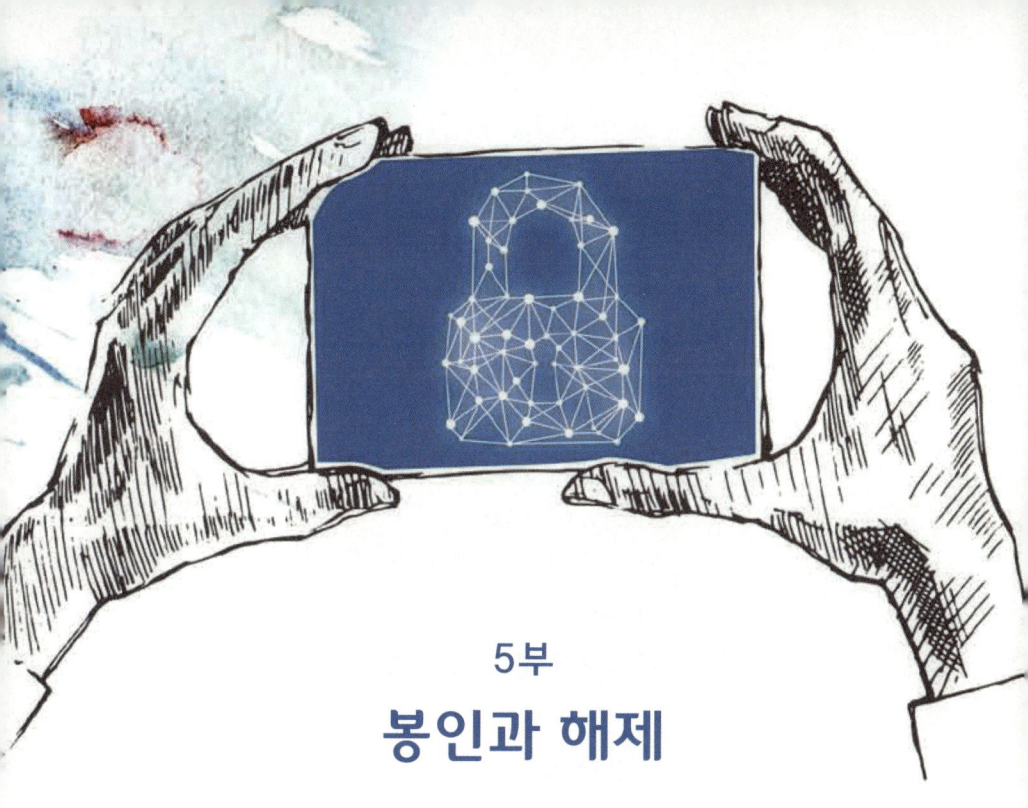

5부
봉인과 해제

우리 민족의 중심에는
단지파와 아보날 그룹이 있으며,
의식의 원형에는
창조주가 계신 파라다이스가 있고
그 중심에 빛의 생명나무가 있습니다.
그들은 빛의 생명나무를 기억하는
영혼들입니다.

경락봉인 | 經絡封印

아보날 그룹은 13차원 의식을 가진
대영大靈들입니다.
아보날 그룹 1,062명 대영들은
네바돈 은하에 있는
120만 개 천상정부를 관리·감독하면서
직접 육화肉化하거나 에너지체로서
우주 진화에 함께하고 있습니다.

이렇게 큰 에너지를 가지고 있는
대영들이 육화할 때는
에너지를 줄이고 줄여서
에너지를 봉인封印❖한 채
하위차원으로 내려옵니다.
고차원에서 분화한 대영일수록 에너지가 강해서
봉인이 심하게 되어 있습니다.
예를 들어, 회원들 중
○○○님은 에너지 봉인이
피라미드 속 피라미드에 아주 단단히
봉인되어 있었습니다.

하강하는 영혼과 상승하는 영혼은 모두
일정 수준에서 노궁혈과
용천혈이 봉인되어 있는데

> **봉인(封印)**
> '밀봉하여 도장을 찍는다'는 뜻으로 하늘이 인간의 능력과 에너지를 축소·제한하는 것. 그 능력을 사용할 때가 되면 상위자아와 천상정부의 합의 하에 봉인을 해제하게 되며 그 때부터 그 사람(영혼)의 본모습이 드러나게 됨.

이것을 경락봉인經絡封印이라고 합니다.

일곱 차크라가 열리면 백회에서 회음까지
대략 사람 몸통의 2/3인 20cm 정도의
빛의 통로, 빛의 기둥이 형성됩니다.
한번 형성된 빛의 통로는
자연적으로 닫히지 않습니다.

그러나 일곱 차크라만 열어서는
경락봉인이 절대 풀리지 않습니다.
좌우 노궁 차크라와 용천 차크라까지 열려
12 차크라가 열리면서
경락봉인이 해제되는 첫 단계에 이르게 됩니다.

차크라 연결은 봉인된 영혼의 기억을
해제하는 첫 단계이기 때문에
12 차크라가 열리면서
서서히 의식 각성도가 높아지기 시작합니다.

12 차크라의 에너지 봉인이 풀리면
몸의 격자 에너지망인
볼텍스vortex 에너지가 활성화됩니다.
한의학적으로는 모든 경락이 열리는 것이며
낙맥絡脈과 세맥細脈이 빛으로
열리는 것을 의미합니다.
몸 구석구석까지 세포 하나하나가

빛으로 진동하면서 빛의 몸이 됩니다.
그 증거가 오라 에너지와
노궁이나 용천에서 발산되는
빛의 세기나 밝기로 나타납니다.

12 차크라 연결은
경락봉인을 열게 해주며 뇌를 활성화시키고,
영혼의 기억을 회복시켜 주며
서서히 의식을 각성시키기 시작하고
향후 빛의 일을 할 즈음에는
지능지수^{IQ}를 250에서 280까지
상승시켜 줍니다.

차크라를 열다 보면 고차원의 하강하는 영혼이
3차원으로 하강할 때 부여받은
특수능력의 대부분도
봉인되어 있음을 알 수 있습니다.
이 봉인은 12 차크라를 연다고
해제되는 것이 아닙니다.

차크라 연결은 몸의 진동수를 높이기 위한
기본적인 것에 불과하며
특수능력을 회복하는 첫 단계일 뿐입니다.
자신의 능력을 사용할 때가 되어
봉인된 능력을 해제시키려면
천상정부와 우데카가 함께하는

능력의 봉인을 열어 주는
아주 특별한 과정을 거쳐야 합니다.

차크라 열기는
능력을 회복하는 첫 단계일 뿐입니다.
하늘에서 빛의 일꾼들에게 주는 기본 능력인
관법觀法, 관청법觀聽法, 관심법觀心法 등 이외에
개인별 특수능력의 발휘는
차크라를 열고 난 뒤
추가적으로 봉인된 능력을 풀고
활성화시키는 데 있음을 우데카는 전합니다.

에너지를 많이 가지고 오는 경우

3차원 물질적 삶을 체험하러 온
상승하는 영혼이나 하강하는 영혼들은
자신만의 고유한 에너지를 가지고 태어납니다.
에너지를 많이 가지고 오는 사람의 유형은
다음과 같습니다.

1. 영靈의 에너지가 많은 경우

    보통 영 에너지는 20~25% 정도이지만
    25~35% 정도 가지고 오는 경우가 있습니다.
    이런 분들의 영의 크기는
    다른 영보다 크게 보입니다.

2. 지능지수, 성욕지수 등 특정 부위 에너지가
   많은 경우

    지능지수와 성욕지수는
    독맥督脈에 있는 미려관尾閭關과 옥침관玉枕關❖의
    크기 조절로 에너지를 조정할 수 있습니다.
    머리를 많이 쓰는 사람은
    옥침관을 많이 열고 오기 때문에
    머리는 좋은 반면
    가슴의 사랑지수는
    떨어지게 됩니다.
    성욕이 지나치게 강한 사람은

**미려관(尾閭關)과
옥침관(玉枕關)**

협척관(夾脊關)과 함께 삼관(三關)이라 불릴 정도로 중요한 독맥의 혈자리. 미려관은 신장과 상통하여 하단전의 정(精)을 굳히는 관문이며 옥침관은 상단전의 신(神)을 밝히는 관문.
P.91 임맥과 동맥 그림 참조.

생식기를 주관하는
미려관을 많이 열어서 온 경우입니다.
미려관이 크고 활성화되어 있으며
성욕지수가 높아져
주로 활동적이고 다혈질인 성격으로 나타나며
에너지가 넘치는 사람으로 예술가로 활동하거나
창조 분야의 일을 하는 사람이 많습니다.

3. 봉인이 약한 경우

자신의 파워 자체를
봉인하지 않거나 봉인 수를 적게 해서
에너지가 많아진 경우입니다.
보통 사람들은 누구나 2~5개 정도
봉인을 하고 태어납니다.
살아가는 동안에도
자신의 상위자아와 영혼,
천상정부의 3자 회의를 거쳐
5년에서 7년 주기로 조율해가며
봉인을 추가하거나 해제하는 경우가 많습니다.

4. 고차원에서 하강한 영혼인 경우

13차원 아보날 그룹과
5차원 플레이아데스 그룹이 가지고 있는
에너지 자체의 차이는 엄청난 것으로
같은 25%의 에너지를 가지고 왔다 하더라도
지구에서는 그 에너지가

수십 배에서 수백 배까지 차이가 납니다.

5. 인생 프로그램의 역할에 따라
이번 생에서 공부할 내용과
일의 성격, 임무와 역할에 따라
에너지의 양과 봉인의 개수가 달라집니다.
이것 역시 자신이 태어나기 전
스스로 각색한 시나리오입니다.
이 시나리오대로 각 개인은 훌륭한 배우로
살아가는 것입니다.

사람들은
자신만의 고유한 에너지를
축소하기 위해
자신의 신체 곳곳에 봉인을 하고
우주의 계급장마저 떼고
기억마저 봉인한 채,
오늘을 살고 있는 것입니다.

몸 청소를 하고 차크라를 열 때
이러한 봉인의 내용과 이유,
봉인된 시기와 해제되는 시기 등을
알 수 있습니다.
봉인은 때가 되면 자동으로
해제되는 경우도 있습니다.

봉인의 유형

영혼은 진화의 타임라인에 따라
이번 생의 프로그램이 설계됩니다.
세밀하고 촘촘하게,
지루하지 않고 견딜 수 있을 만큼
자기 수준에 맞게 설정된 대로
지구에 태어나 살고 있습니다.

세상의 모든 것은 소리이자 빛이며
파동이자 진동이며 에너지의 세계입니다.
지구라는 행성에 살고 있는 각 개인의 에너지는
몸이라는 외부 환경적 형태의 자연적 봉인과
몸속에 설치된 여러 가지 형태의 봉인으로
구속된 채 살고 있습니다.

사람마다 봉인의 양상이 다르고
봉인의 개수가 다르며
천상의 도움에 의해서만
알 수 있고 볼 수 있는 권한이 주어집니다.

고맙고 감사하게도 우데카팀에게
봉인의 내용을 알 수 있는 권한과
봉인의 개수와 타임라인에 따라
적절한 때가 되었을 때 해제할 수 있는

권한이 주어졌습니다.

차크라를 공부하고 차크라를 연다는 것은
에너지 세계를 이해하고 이 에너지 봉인을 풀어
빛의 일꾼들이 일할 수 있는 능력을
갖춘다는 의미입니다.

우데카팀의 모든 능력은
빛의 일꾼들을 돕고 조직화하고
빛의 일을 할 수 있도록 능력을 갖추게 하고
잠자는 의식을 깨우는 것으로만 사용될 것이고
그렇게 해 왔으며,
그렇게 될 것이며,
그렇게 되었습니다.

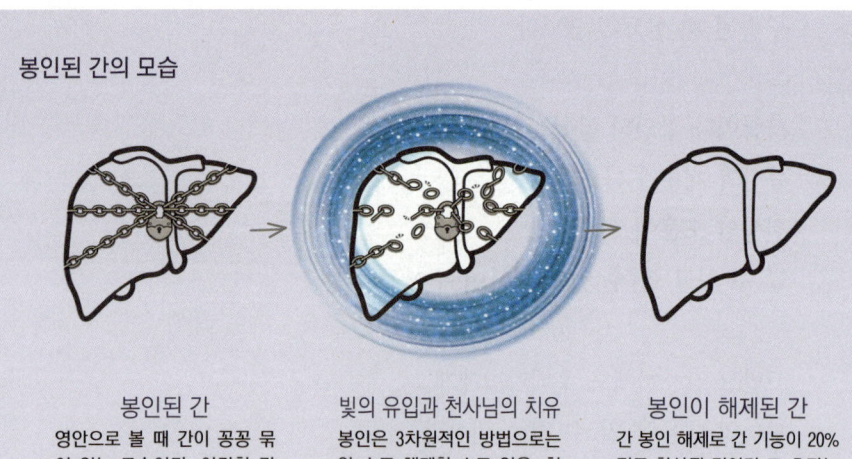

봉인된 간의 모습

봉인된 간
영안으로 볼 때 간이 꽁꽁 묶여 있는 모습이며, 이러한 간 봉인으로 인해 근육이 점점 굳어가는 병을 앓고 있었음.

빛의 유입과 천사님의 치유
봉인은 3차원적인 방법으로는 알 수도 해제할 수도 없음. 천상의 빛과 라파엘 그룹 천사님의 치유를 통해 봉인이 하나씩 풀리고 있음.

봉인이 해제된 간
간 봉인 해제로 간 기능이 20% 정도 향상될 것이며 그 효과는 서서히 나타나 3개월 후에 완료됨.

📖 봉인의 유형

- **경락 봉인**
  노궁과 용천에 영혼의 기억봉인이 있습니다.

- **차크라 봉인**
  12 차크라에 다양한 형태로 에너지의 흐름을 막고, 사용하지 못하도록 설치된 봉인이 있습니다.

- **중력 봉인**
  큰 틀에서 보면 가장 강력한 봉인으로 인류가 지구 대기권을 벗어나기가 얼마나 어려운지 알 수 있습니다.

- **자기장 봉인**
  지구 행성에 살고 있는 모든 생명체들은 자기장의 영향을 받을 수밖에 없습니다. 자기장이라는 매트릭스 속에서 모든 것이 일어난다고 할 만큼 지구 생명체 전체에 영향을 주고 있는 가장 강력한 봉인입니다.

- **에너지 봉인**
  차크라에 있는 봉인 이외에 몸의 각종 주요 장기와 특수한 기능을 하는 장부에 그 기능을 제한하는 에너지 봉인이 있습니다.

봉인의 해제와 조정

영혼의 입장에서 보면 한 번의 삶으로
배울 수 있는 것은 많지 않습니다.
영혼의 진화 과정에서 보면
인생은 삶의 주기에 따라 설정된
주요 프로그램에 맞추어
아주 촘촘하고 세밀하게 설계되어 있습니다.

3차원 현실에 살면서
어려운 문제나 고난 등을 고려해서
때로는 설계된 프로그램의
미세조정이 이루어집니다.
정신적 삶은 5년마다
육체적 삶은 7년마다
자신의 영과 상위자아, 천상정부의 협의 하에
잠자는 시간 동안 수시로 상위차원에서
재조정 작업이 이루어집니다.

봉인은
처음 인생 프로그램을 계획할 때
설정하는 경우가 대부분이지만
미세조정은 수시로 이루어집니다.

봉인은 일반적으로 3~5개가 있으며

그 중에는 그 사람의 인생에
결정적인 작용을 하는
아킬레스건에 속하는 것이 있는 반면,
살아가는 데 큰 불편함은 없지만
더 큰 세계를 보거나 이해하는 것을
불가능하게 하는 봉인도 있습니다.

대부분의 봉인은 모래시계처럼 때가 되면
저절로 소멸되지만 열쇠와 자물쇠처럼
풀기 어려운 봉인들도 있습니다.

**모든 것을 결정하는 분은 자신의 상위자아이며
상위자아의 요청으로 수시로
봉인이 추가되거나 해제되고 있습니다.
자신의 영靈은 동의하고
천상정부는 집행에 들어갑니다.**

봉인은 차크라를 여는 과정에서 알 수 있으며
우데카는 천상정부와의 조율과 협의 하에
봉인 해제 여부를 결정하고 시행합니다.

봉인은 라파엘 그룹에서 담당하는데
다른 천사 그룹들과 협의하여
봉인을 설치하기도 하고 해제하기도 합니다.

5부. 봉인과 해제

빛의 일꾼과 봉인

자신에게 설정된 봉인 내용을
정확히는 모르지만
어렴풋이 알고 있는 사람들이 가끔 있습니다.
차크라 연결 시,
자신의 봉인 내용을 확인하고 나면
삶의 의문들이 저절로 해결됩니다.
왜 이렇게 힘들게 살아왔으며
왜 이렇게밖에 살 수 없으며
왜 이렇게 살고 있는지 이해할 수 있습니다.

빛의 일꾼에게 봉인은 때때로 삶의 덫이며
삶의 족쇄로 작용합니다.
하지만 봉인은 빛의 전사를
평범한 시민으로 위장시켜 주며
빛을 쫓아가게 하는 나침반이며
인생을 연극처럼 꾸미는 극적인 장치입니다.

빛의 일꾼들에게 봉인은 매우 중요합니다.
하강하는 일꾼이 가진 많은 에너지를
때가 될 때까지 제한하는 봉인부터
빛의 길로 '토끼몰이'를 하기 위해
다른 일에서는 성공하지 못하게 하고
옆길로 새는 것을 막고

하는 일마다 실패하도록 하는 봉인,
가는 길마다 넘어지고 자빠지게 하면서
겸손과 사랑을 배우도록 하는 봉인,
물질 세상에 빠지지 않고
인생을 프로그램대로 살 수 있도록 하는
봉인까지 다양합니다.

빛의 일꾼의 봉인은
능력을 감추고 쓰지 못하게 하여
바보온달로 만들거나
똑똑하지 않게 하는 봉인이 대부분이지만
그냥 일반인으로 사는 데에는
큰 불편이나 생명에 지장이 없기 때문에
빛의 일꾼을 포기하거나
빛의 길을 가지 않으면
봉인이 해제되지 않는 것들이 대부분입니다.

빛의 길을 가는 데 관심이 없거나
중간계 사람들이거나
어둠의 길을 가는 형제들은
굳이 차크라를 연결하고
봉인을 해제할 필요가 없습니다.

우데카는 일꾼의 봉인 내용을
차크라를 열면서 혹은 관찰을 통해
천상정부로부터 통보 받고

확인 절차를 거쳐 알고 있습니다.

봉인은 자신의 삶을 조율하는 과정이고
물질세계로부터 자신을 보호하고
어둠으로부터 자신을 보호하고
세상으로부터 자신을 감추고 보호하기 위해
꼭 필요한 것임을 우데카는 전합니다.

> 📖 **빛의 일꾼이 가진 봉인의 예**
>
> - 너무 똑똑해서 뇌의 능력을 축소시켜 바보로 만드는 머리 봉인
> - 말을 원활하게 하지 못하게 하는 언어 봉인
> - 숫자만 나오면 아무 생각도 나지 않게 하는 숫자 봉인
> - 가슴 차크라를 봉인시켜 기감을 줄이는 반면 머리를 좋게 하는 가슴 봉인
> - 송과선을 어둠으로 보호하는 인당 봉인
> - 성욕지수를 떨어뜨려 내시 수준의 열정으로 살게 하는 회음 봉인
> - 몸이 죽을 만큼 아픈 것은 아니지만 몸이 아파서 아무것도 못하게 하는 봉인
> - 책을 읽어도 아무 내용도 머리에 들어오지 않게 해서 불필요한 공부를 못하게 하는 봉인
> - 차크라를 보호하기 위한 차크라 봉인
> - 자신감을 없애 매사 소심하고 위축되어 착한 소시민으로 살게 하는 바보온달 봉인
> - 심장을 어둠으로부터 보호하는 심장 봉인
> - 특수한 질병이 회복되지 못하게 하는 봉인
> - 그 밖에 수많은 봉인들이 뇌와 오장 육부, 우리 몸 곳곳에 설치되어 있습니다.

빛의 일꾼과 봉인의 해제

차크라를 열고나서
3~6개월 정도
몸의 진동수 조율이 안정화 단계에 이르면
자신의 그릇대로 우주의 신분에 맞는
능력이 주어집니다.
마음 비우기의 상태와
성실하고 순수한 마음으로
보이지 않는 세계를 믿는 정도에 따라
하늘을 믿고 순종하는 마음의 크기에 따라
다양한 수준의 특수능력들이
하늘로부터 주어지게 됩니다.

하늘로부터 능력이 주어질 때
어떤 사람은 빠르게 능력이 증가되지만
어떤 사람은 능력이 발휘되지 않고 정체되는데
이런 사람들은
봉인이 있는 경우가 대부분입니다.

우데카는 차크라를 연결한
빛의 일꾼들에 한해서
천상정부와 협의를 거쳐 아주 제한적으로
아무 조건 없이 봉인을 해제해 주고 있습니다.

똑바로
똘망똘망
뽀송뽀송

우데카팀의 3대 행동강령으로 '똑바로'는 진실과 본질을 알아채고 직시하라는 뜻이며, '똘망똘망'은 하나를 가르쳐주면 열을 알 수 있는 지혜로움을 상징하며, '뽀송뽀송'은 어둡고 끈적끈적한 것과 상반되는 의미로 밝고 순수하고 담백한 성정을 의미함.

우데카팀의 세 가지 행동강령입니다.
우데카는 세 가지를 모두 갖추고
타인을 이롭게 하고 빛의 길을 가기 위해
빛의 일꾼이 일할 수 있는
무기와 능력을 갖추기 위해서만
차크라를 열고 봉인을 해제할 뿐입니다.

봉인을 해제하면 일주일에서 열흘 동안
눈에 띄는 변화들이 있습니다.
1~3개월이 지나면 봉인의 80% 정도가 회복되며
몰라보게 달라진 모습을 발견하게 됩니다.

빛의 일을 하기 위해서만
봉인의 해제가 필요하며
봉인 또한 천상정부가 3차원 물질세계를
완전한 통제 속에서 운영하는
질서와 규칙입니다.
봉인은 빛의 일꾼을 일꾼답게 하기 위해
감추어 놓은 화룡점정畵龍點睛입니다.
차크라 연결 후 봉인이 해제되어야
진정한 빛의 일꾼이 됩니다.

봉인의 목적

누구에게나 삶은 고유한 여정입니다.
자신이 직접 프로그램 한 인생의 스케줄이며,
60% 정도만 이수해도 공부를 잘한 것입니다.
어떤 영혼은 80% 이상을 소화하고
50% 미만인 영혼도 많이 있습니다.
빛의 일꾼 기준인 60%를
겨우 통과한 사람들도 있습니다.
자신이 설계한 인생 프로그램을
충실하게 이수한 사람들도 있지만
자유의지를 마음껏 누리다가
이번 생의 프로그램을 다 이수하지 못해
재수강이나 재수가 필요한 사람들도 많습니다.

봉인이 갖는 의미는 능력을 통제해서
프로그램을 잘 이수하도록 돕는 데 있습니다.
예를 들어 지난 생에 가수로서의 체험을
충분히 마친 영혼이 있다고 한다면
이번 삶에는 또 다시 끌림의 법칙으로
가수가 되는 것을 방지하기 위해
목소리가 잘 나오지 않게
갑상선 차크라 봉인을 하게 되면
음악은 좋아해서 끌리지만
가수는 될 수 없습니다.

이것은 본래의 프로그램을 잘 수행하는 데
그 목적이 있습니다.

일반인에게 있는 봉인은
주로 자신이 정한 인생의 프로그램을
충실하게 수행하기 위해 행해지며
때가 되면 모래시계가 줄어드는 것처럼
대부분 자동적으로 봉인이 해제됩니다.
반면, 빛의 일꾼들은 인생의 모든 프로그램이
빛의 일을 하기 위한 프로그램으로 집중되어
봉인이 더 많이 되어 있으며
빛의 일을 포기하게 되더라도
봉인은 계속 유지되는 특성이 있습니다.

사람의 성격을 디자인하는 데는
여러 가지 방법이 있지만
봉인을 통해서 하는 방법도 있습니다.
사람은 자신의 상위자아를
30~80% 일치하게 프로그램해서
세상에 나오게 되는데
자신의 상위자아와 일치하거나 차이가 나는 것도
봉인을 통해서 할 수 있습니다.

빛의 일꾼들의 성격을 형성하는 봉인으로는
차크라 봉인과 경락 봉인, 장부 봉인 등이 있습니다.
사람의 성격 역시 얼마든지 좋게 또는 나쁘게

변할 수 있는 가능성이
몸 안에 에너지 형태로 감추어져 있는 것입니다.

부처가 옆에 있어도 알아보지 못하고
천사가 옆에 있어도 알아보지 못하고
예수님이 옆에 있어도 알아보지 못하고
수많은 보살들이 옆에 있어도
알아보지 못하는 이유는
관념 속에 그 분들에 관한 상^{image}이 있거나
정답을 찾고자 한정하고 규정짓는
의식이 있기 때문입니다.
또 한 가지 이유는 이 분들 역시
활동할 때까지는 에너지로 봉인되어서
자신의 본 모습을 가려 놓고 감춤으로써
어둠으로부터
세상의 비난과 비판으로부터 보호하려는
천상정부의 치밀한 계획이 있기 때문입니다.

사람은 뚜껑을 열어봐야 전모를 알 수 있습니다.
우리는 함부로 타인을 평가하고
비판하는 모습을 버리고
있는 그대로의 모습으로 함께 해야 합니다.
서로가 서로에게
참 좋은 사람이 되어 주시기 바랍니다.
그렇게 되었고
그렇게 되었습니다.

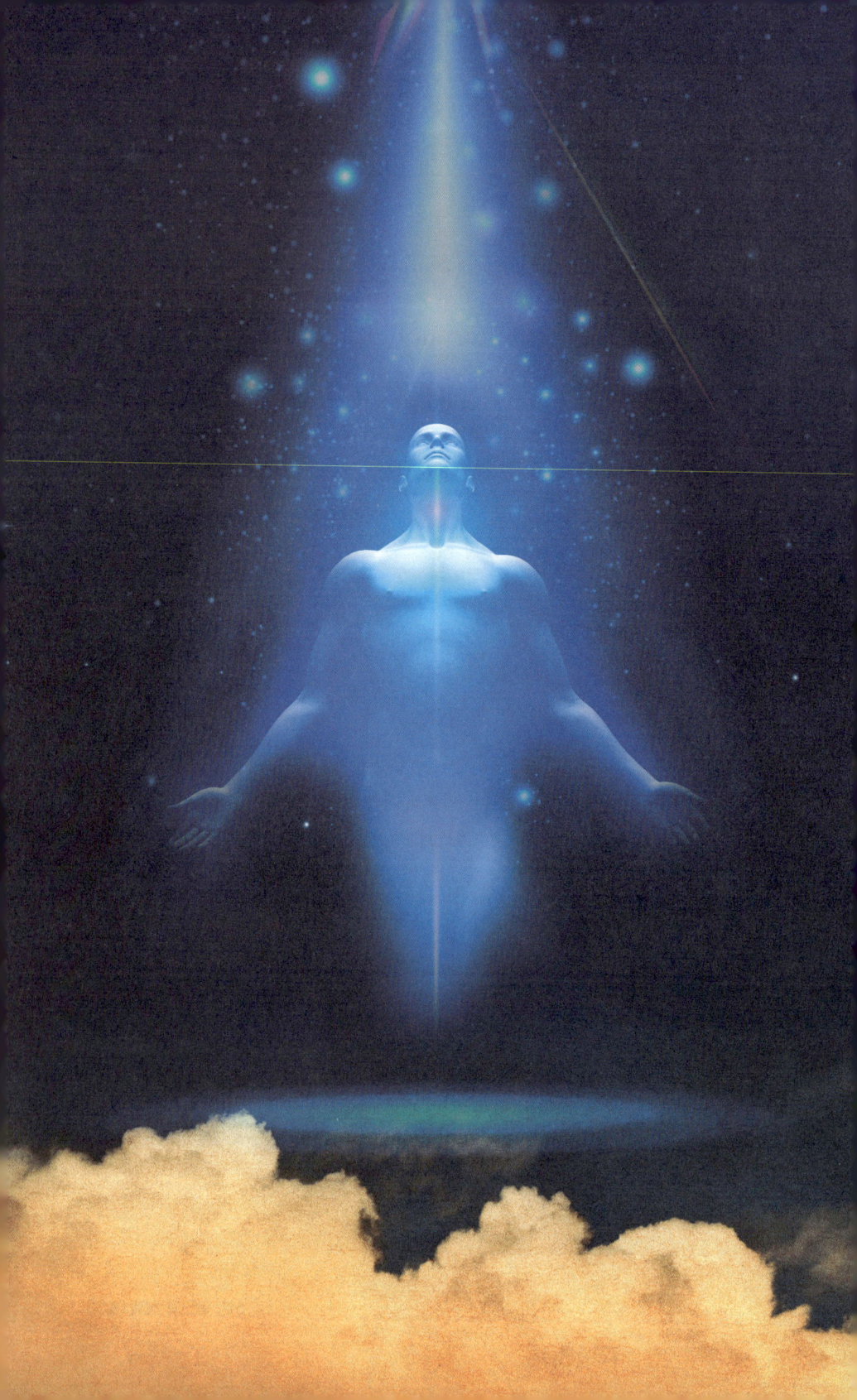

6부
차크라의 빛 치유

김수환 추기경은
사랑이 머리에서 가슴으로 내려오는데
70년이 걸렸다고 합니다.
가슴에서 손과 발로 내려오는데
또 얼마나 세월이 흘러야 할까요?
가슴만 열려 있고
수고하지 않고 편안함만 추구한다면
열린 가슴은
또 다시 닫히게 됩니다.

침술·기氣·차크라 치유의 차이

침술은 4차원의 기와 빛의 세계이며
차크라 치유는 5차원의 세계입니다.

눈에 보이는 세계만을 믿는 사람들에게
눈에 보이지 않는 기와 경락과
침술의 세계를 이해하기에는
우리 인류의 의식은
너무 깊이 잠들어 있는 상태입니다.

이러한 상황에서
5차원의 빛인 차크라 치유를 이해시키고
전한다는 것은 정말로 어려운 일입니다.
기 치유와 침술 치료, 차크라 치유의
가장 큰 차이점은
기(빛)의 입자의 크기와 세기가
다르다는 것입니다.

기와 빛은 본질적으로 같은 용어입니다.
다만 입자의 크기와 파장(진동수)이
다르기 때문에 구분해서 쓰고 있을 뿐입니다.

기 치유는
단전에 축기된 기를 이용해 치유하는 것으로

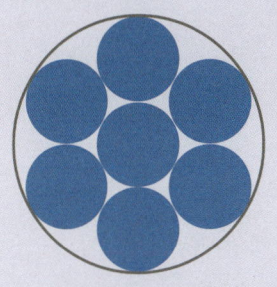 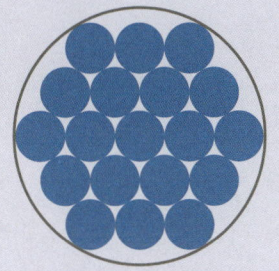 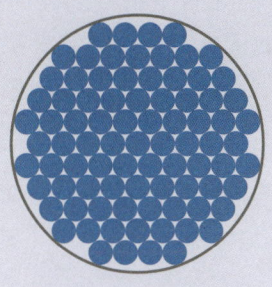

침술치료 입자 (일반인)　　　기 치유 입자 (일반인)　　　차크라 치유 입자 (우데카 팀장)
　　100/7 크기　　　　　　　　100/19 크기　　　　　　　　100/89 크기

침술, 기, 빛 입자의 크기 비교
100/N 크기란 기준크기 100에 들어갈 수 있는 입자 수 N으로, N이 클수록 입자가 작아집니다. 빛과 기는 본질적으로 같으나 입자의 크기가 100/40보다 작으면 '빛', 100/40보다 거칠면 '기(氣)'라고 합니다. 음식의 경우에 죽염은 100/31로 입자가 세밀하나 꿀은 100/5로 거칠어 소화흡수가 어렵습니다.

빛보다 입자가 크고
주파수가 낮다는 특징이 있지만
상대적으로 침술치료에 비해 부작용이 적습니다.

그 이유는 기 치유하는 사람의 기 입자가
치유받는 사람보다 작은 경우가 대부분이고
치유자가 수련하는 사람이 대부분이기 때문에
일반인보다는 기의 입자가 곱고
진동수가 약간이라도 높기 때문입니다.

기 치유 시 기의 입자가 거친 사람이
자기보다 파워가 높은 사람
즉, 기 입자가 곱고 진동수가 높은 사람을
치유하려고 할 때 부작용이 발생합니다.
침술치료 역시 부작용이 있는데

자신의 기를 경락이나 경혈의 특성을 이용해서
순환시키기 때문에
침술 시술자의 기의 입자가 크거나
침에 대한 공포와 두려움이라는 요소,
아픈 부위와 정상인 부위 사이의
매질媒質✤의 차이에서 오는 문제로 인해
현훈어지러움 현상이 생기게 됩니다.

매질(媒質)
어떤 파동 또는 물리적 작용을 한 곳에서 다른 곳으로 옮겨주는 매개물.

침술치료는 기 치유에 비해
기(빛)의 입자가 크기 때문에
부작용이 더 많이 생깁니다.

차크라 치유는 5차원의 빛이기에
입자가 기 치유나 침술치료에 비해 매우 작고
진동수가 높고 에너지가 크기 때문에
부작용이 없으면서
치유 효과가 뛰어나다는 특징이 있습니다.

차크라를 일찍 연결한 사람일수록
가슴 차크라가 활발히 돌고 있는 사람일수록
우주에서 영혼의 파워가 강한 사람일수록
의식의 각성도가 높은 사람일수록
그리스도 의식이 깨어난 사람일수록
상위자아와의 합일이 된 사람일수록
차크라 치유로 더 정교하고 더 미세하게
대부분의 질병을 다스릴 수 있습니다.

기氣 치유란?

기氣 치유는 단전에 쌓여 있는 기를 이용해
치유를 하거나 우주의 기운을 받아서
병을 치유하는 기술입니다.
옛 도인들의 사진을 보면
단전에 축기蓄氣를 해서
배가 불룩하게 나와 있습니다.

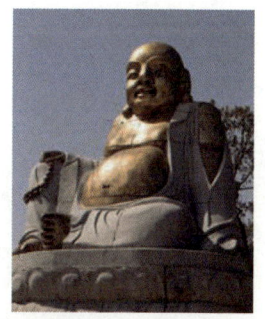

포대화상(布袋和尙)
중국의 고승(?~917). 포대화상은 불교설화의 가공된 인물이 아니라 역사적인 인물임. 포대화상의 이름은 계차이고 절강성 명주 봉화현 사람이라고 함.

기 치유의 관건은
'단전에 축기를 얼마나 많이 할 수 있느냐?'에
달려 있습니다.
축기를 위해 단전호흡, 기공, 도인법, 명상 등
여러 가지 수련을 합니다.
이렇게 수련하지만 백발이 다 되어도
암 환자 한 사람도 치유하기
어려운 게 현실입니다.
단전에 기가 차 있는 사람은
누구나 기운이 나옵니다.
그것을 이용해 치유도 가능하지만
자연 상태에서 채워지는
기의 양이 너무나 미미해
도인법이나 단전호흡을 이용해 축기를 합니다.

음식을 먹어 채운 곡기는 기로 변하지 않고

정精이라는 단계를 거쳐 몸에 저장됩니다.
기 치유를 과다하게 하다 보면
정의 소모를 가져와
노화가 빨리 진행되는 부작용이 있습니다.

기는 손가락 끝에서도 나오지만
노궁에서 제일 강하게 나옵니다.
기는 빛에 비해 거칠어서
사람마다 부위별로 매질媒質의 차이가 있어
부작용이 생길 수 있습니다.

몸이 위급한 상황이 되거나 기가 부족할 때에는
스스로 자연에서 기를 공급 받게 되며
부족한 색의 기(빛)를 흡수합니다.

기는 백회를 통해서 주고 받아야
제일 빠르게 축기할 수 있습니다.
그 다음은 노궁으로 주고받는 것입니다.
응급 시에는 8만 4천 개의 혈穴자리로
일시에 받을 수도 있습니다.

축기는 참 어렵습니다.
처녀가 남자의 도움없이
아이를 낳는 것보다 더 어렵습니다.
그러니 축기하는 데 시간과 열정을
보내는 것은 어리석은 것입니다.

마음이 곧 기^{氣}니
사랑하는 마음이 가득하면
'사랑단^{丹}'이 완성됩니다.
사랑단은 콘크리트처럼 굳어 있는
사람의 마음을 열 수 있습니다.
우주의 기가 다 자기 것이 되는 이치가
바로 사랑단의 완성이며 기 치유의 꽃입니다.
우데카는 바로 그런 이치를 깨우쳐 줍니다.

사랑단(丹)
기가 모이고 쌓이면 단전에 축기가 되듯이 사랑도 단을 이룰 만큼 사랑의 확장과 완성을 이룬다는 뜻.

차크라의 빛 치유란?

차크라가 연결된 사람에게서 나오는 빛은
5차원의 빛 에너지로써
인간의 눈으로는 볼 수 없습니다.
기감氣感이 발달한 사람만이 느낄 수 있거나
감정상의 변화를 감지할 수 있을 뿐입니다.

호모 사피엔스의 몸에서 구현될 수 있는
차크라 활성도는 일정 부분 제한✦되어 있습니다.
광자대의 빛의 강도가 강해지고
창조근원으로부터 들어오는 36가지 빛이
모두 들어와서 강해지는 시기가 오면
차크라를 연결한 빛의 일꾼은
반경 60m 정도까지 오라 에너지가 발산됩니다.
현재 차크라가 연결된 직후에
2m 정도 오라 에너지가 방사되는 것과 비교하면
지금보다 30배 정도 강하게
차크라가 활성화될 예정입니다.

빛의 강도가 강해질수록 지구 환경 변화와
개인과 사회의 의식 구조도 급격하게 변합니다.
몸 청소와 차크라를 연결하고 나면
온 몸에서 5차원의 빛이 발산되고
빛의 몸이 됩니다.

차크라 활성도의 제한
원래 호모 사피엔스는 완전한 몸으로 창조되었으나 1만여 년 전의 레무리아(Lemuria)와 아틀란티스(Atlantis) 전쟁참상을 겪은 후 천상정부에서는 인류의 12 차크라를 모두 봉인하여 능력을 제한함. 이제 때가 되어 광자대와 36가지 창조근원의 빛을 통해 봉인이 풀리는 계기를 마련함.

몸에서 발산되는 오라 에너지는
작은 태양과 같아서
차크라가 열려 있지 않은 사람들의
가슴 차크라를 활성화시키고
서로의 가슴과 가슴을 깨우고
활성화시키고 공명하는 역할을 합니다.

차크라 연결 후 방사되는 에너지는
노궁과 용천에서 응축되어 나옵니다.
이 빛으로 치유에 응용하는 것을
'차크라 치유' 라고 합니다.

사람과 사람 사이에 악수하는 자세로
손을 잡으면 에너지가 교환되는데
주로 노궁과 용천, 백회혈을 통해
에너지를 주고받습니다.

차크라가 연결되지 않은 사람의 경우
노궁과 용천에서 나오는 기(빛)는
자신의 단전에 저장되어 있는 기(빛)인데
이 기(빛)의 색을 통해
영혼의 진화 정도를 알 수 있습니다.

차크라가 연결되지 않은 **기 치유 메카니즘은**
영혼의 파장을 가진 기가 명문혈*에서 나와
단전에 축기되어 있던 것을

> **명문혈(命門穴)**
> 하단전의 기(氣) 축적에 관여하는 가장 중요한 혈(穴)이며 신장의 원기를 주관.
> P.91 임맥과 독맥 그림 참조.

노궁을 통해 방사하는 것으로
차크라 치유에 비하면
5~20% 수준에 불과합니다.

차크라 치유는
차크라를 연결한 사람에게서
나오는 5차원의 빛으로
사람의 질병을 치유하는 것입니다.
빛을 주는 사람의 노궁이 위를 향하고
빛을 받는 사람의 노궁이 아래를 향해 있어
서로 악수하는 자세로
기와 빛을 주고받으면 됩니다.

차크라 치유에서는
기 치유와 달리 별도의 축기하는 과정 없이
차크라가 작동하고 있는 한
무제한으로 빛 에너지를 쓸 수 있습니다.

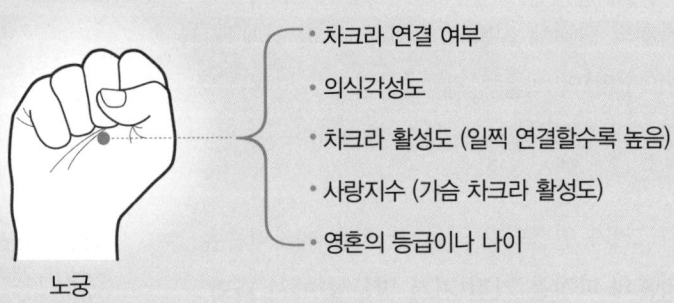

- 차크라 연결 여부
- 의식각성도
- 차크라 활성도 (일찍 연결할수록 높음)
- 사랑지수 (가슴 차크라 활성도)
- 영혼의 등급이나 나이

노궁

노궁에서 나오는 빛의 강도를 결정하는 인자

차크라 치유의 효과

우주는 파워^{power}게임입니다.
이 말을 실감할 수 있는 분야가
바로 차크라와 관련된 공부입니다.
차크라 치유에 있어서는 그 한계와 구분이
더 명확하게 나타납니다.

우주에서의 파워는
영혼의 색으로 구분할 수 있습니다.
우주에서는 먼저 창조되어
진화한 영혼일수록 진동수가 높습니다.

차크라를 연결한 사람일지라도
파워가 약한 사람은
파워가 강한 사람에게
빛을 전할 수 없으며,
치유 또한 할 수 없습니다.

파워 차이가 클수록
이 현상은 뚜렷해집니다.
파워 차이가 비슷하면
교환되는 에너지는
적을 수밖에 없습니다.
이것이 우주의 질서이자

우주가 순행하는 에너지 법칙입니다.

**에너지는 높은 곳에서
낮은 곳으로 흐르는 것이 우주의 질서입니다.**
차크라 치유 역시 이 법칙 안에서
진행되고 있습니다.

파워가 강한 오래된 영혼일지라도
차크라를 연결하지 않으면
차크라를 연결한 비교적 젊은 영혼들에 비해
그 파워가 현저하게 떨어지기 때문에
오히려 차크라를 연결한 젊은 영혼 그룹에게서
치유를 받을 수밖에 없습니다.
우주에서 아무리 파워가 강한 영혼들일지라도
의식이 깨어나지 못하거나
차크라가 연결되지 않으면
일반인과 비슷한 수준에서 살다가 가는 것이
우주의 기본 법칙입니다.

차크라를 연결한 사람들끼리
서로 노궁을 맞잡고 에너지를 교환해보면
두 사람 간 영혼의 진화 정도를
바로 확인할 수 있으며
그 결과는 단전의 축기된 색과 일치함을
알 수 있습니다.

하나의 에너지보다는 다양한 에너지에 의한
치유 효과가 더 높기 때문에
**여러 사람이 손을 맞잡고 하는 합동치유가
더 큰 치유 효과를 냅니다.**

차크라가 연결된 사람일지라도
자신의 능력만으로 치유할 수 있는
치유능력은 한정되어 있으며
늘 자신의 마음을
하늘의 마음과 우주의 마음에 맞춰
**하늘의 의사 그룹인 라파엘 천사 그룹과의
협력관계나 지원 속에서 치유를 해야
효과를 극대화할 수 있습니다.**
라파엘 그룹의 도움 없이 하는 치유는
30%의 효과이며 때에 따라서는
전혀 치유가 되지 않을 수도 있습니다.

세상에서 기 치유, 대체의학, 민간요법이나 비방으로
치유 효과가 높은 사람들은
대부분 천상 라파엘 그룹에서 하강한 영혼들로
빛을 전하는 역할을 하고 있기에
그들의 마음이 하늘에 닿아 있고
치유 과정에서 하늘의 기운이 함께하기 때문에
가능한 일입니다.

우주는 보이지 않는

사랑의 원리에 의해 운행되고 있습니다.
차크라 치유 역시
사랑의 법칙에 의해 행해질 때만
큰 뜻을 펼칠 수 있으며
하늘의 사랑을 땅에 전할 수 있습니다.
그렇게 될 것이고,
그렇게 되었습니다.

일반병의 치유

차크라 치유는 5차원 빛의 입자로
몸의 경혈과 경락을 소통시키는 방식입니다.
기가 돌면 혈액이 돌고
혈액이 순환하면
기가 도는 원리를 이용한 치유입니다.

몸이 아픈 곳이거나
질병이 있는 곳의 기 흐름이나
오라 에너지를 보면 실제로 검게 보입니다.
침을 놓거나 기 치유를 하면
기가 돌게 되고 통증이 있던 곳이 밝아집니다.
약을 먹고 난 후 보이는 기전도
결국 빛으로 밝아짐을 볼 수 있습니다.

질병이란 결국 세포와 조직의
기혈 순환이 원활하지 못해 혈액과 산소와 빛이
충분히 공급되지 못해서 생기는 현상입니다.
그래서 어둡게 보이는 것이고
이것을 밝게 하는 것이 치유입니다.

차크라 치유는 12 차크라를 열고 난 뒤
차크라 활성도에 따라 눈에 보이지 않는
5차원 빛으로 치유하는 기술이기 때문에

지구의 5차원 차원상승을 앞두고
차크라 치유가 지구에 도입되고 있는 것입니다.

그동안 차크라 치유가
잘 알려지지 않았던 이유는
차크라를 눈으로 볼 수 있는 사람이 없었고
차크라를 열어줄 수 있는 사람이 없었으며
차크라와 관련된 시절 인연이 없었기 때문입니다.

이제는 때가 되어 5차원 치유 기술이
3차원 지구에 도입되었습니다.
침술의 기전도 이해하기 힘든 지구 인류에게
차크라 치유란 새로운 장르를
소개하는 것입니다.

5차원 빛으로 치유하는 차크라 치유는
기의 세계이며 빛의 세계입니다.
빛이 들어가고 발산되는 모습을
눈으로 직접 볼 수 없다는 단점이 있지만
영안이 열린 사람을 통해
간접적으로 치유 진행상황을
중계할 수는 있습니다.

5차원 빛으로 치유하는 차크라 치유는
치유받는 환자가
보이지 않는 세계에 대한

이해와 믿음이 없다면
시도할 수조차 없는 치유 방법입니다.

치유를 위한 의식의 전환이 있는 사람에게
차크라 치유는
기 치유보다 2~5배 정도 치유 효과가 있으며
일반 질병은 치유되지 않는 병이 없습니다.

치유 시간은 차크라 활성도에 따라 달라지는데
차크라를 처음 연 사람은 1회 치유하는데
보통 25분이 소요됩니다.
시간이 지남에 따라 차크라 활성도가 높아지면
5분 정도로 짧아지며 질병의 특성에 따라
치유 횟수는 달라집니다.

빛이 들어오고 나가는 것을
눈으로 볼 수 있는 사람과
차크라를 연결한 사람만이 할 수 있는
차크라 치유는 인간의 기술만이 아닌
천상의 의사 그룹인 라파엘 그룹의
도움과 지원이 있어야 합니다.

하늘은 사랑의 우주심을 가지고 있는
사람에게만 그 빛을 허용합니다.
그래서 차크라 치유는
치유하는 사람이나

치유받는 사람 모두 의식이 열려 있어야 합니다.

차크라 치유는
사랑과 감사가 늘 함께 하고
마음이 청정하며 맑고 순수한 삶을 사는
하늘 사람(인간 천사)들이 하는
5차원의 치유 기술입니다.
천사들이 하는 치유에
어렵거나 쉬운 질병은 없습니다.

암癌 치유

어떤 일이 일어날 때는
반드시 그 이유와 목적이 있습니다.
이것을 '삶이 주는 교훈' 이라고 이야기합니다.
행운이 이유 없이 아무에게나 오지 않듯이
암과 같은 큰 질병에 걸리는 것은
어떤 교훈을 주기 위해서 발생하는 일입니다.
결코 우연히 생겨난 일이 아니라
시절 인연이 되어서 일어난 것입니다.

세포나 조직에 혈액이 공급되는 상황에서
기(빛) 순환이 15일 정도 차단되면
세포 조직에 변형이 생기기 시작하고
8개의 암세포가 발생해 분열하기 시작합니다.

카르마에 의해서
삶의 교훈을 주기 위해 발생한 암은
자신을 되돌아 볼 수 있는 기회를 주어
삶의 전환점을 가져오도록 하는 프로그램입니다.

이런 암은 조기에 발견되어
수술이 가능하며 전이가 늦어
생존율이 높습니다.

반면 인생의 종료 프로그램에 의해
특정시기에 세포분열에 이상이 생겨
'세포의 자살'로 표현되는 암이 있습니다.
이런 암은 예정된 죽음으로 가는 과정이며
3차원 물질세계에 대한
집착과 에고를 끊어내려는
영靈의 진화 프로그램입니다.

이런 암은 뒤늦게 발견되고
수술도 어려운 부위이며
전이속도가 아주 빠르다는 특징이 있습니다.

암세포는 음기(어둠)가 응집되어
세포의 변이를 일으킨 것으로
음 중의 음이 응집되어 나타난 질병입니다.

암을 치유하는 최선의 방법은
암세포에 어떻게 효율적으로 빛을 보내
세포의 자살을 막을 것인가에 있습니다.

차크라를 이용한 치유가
부작용 없는 암치유의 대안이 될 수 있음을
보여주고 있습니다.
5차원 빛 치유로 암세포의 변형을 막고
세포에게 생명의 빛을 주는 것입니다.

📖 차크라를 이용한 암 치유의 5가지 전제조건

1. 차크라를 연결한 사람들 중에 6단계 이상의 빛을 볼 수 있는 홀로그래머와 노궁에서 나오는 빛 입자가 100/70보다 세밀한 사람만이 가능합니다.

2. 하늘 인연이 있는 사람이어야 합니다. 천상의 카르마 위원회나 천상정부의 동의가 있어야 치유가 가능합니다.

3. 치유받는 사람의 의식각성도가 높아야 하며, 치유에 대한 믿음 없이는 불가능합니다. 눈에 보이지 않는 세계에 대한 믿음 없이 요행을 바랄 수는 없습니다.

4. 치유받는 사람이나 치유자 모두 우주심이 발현되어 빛의 방식의 삶이나 가치를 지향해야 하며 서로 '하나'라는 전체oneness 의식이 있어야 가능합니다.
이해득실을 떠난 오직 사랑과 자비의 마음과 우주의 질서에 대한 존중과 각성이 있어야 가능합니다.

5. 모든 과정에서 하늘의 의사 그룹인 라파엘 그룹의 지원이 있어야 하기에 하늘의 마음을 얻는 사람만이 5차원 빛으로 행하는 차크라 치유를 받을 수 있는 축복이 주어집니다.

용龍들의 세계

용龍은 하강하는 영혼의 상징이며
하늘의 신분을 나타내는 증표입니다.
하강하는 영혼이라면
누구에게나 몸에 용이 들어와 있습니다.

용은 대마젤란 은하에서
250만 년 전, 듀카호 Duka spaceship✢와 함께
네바돈 우주에 들어와 봉사하고 있는
고차원 의식입니다.
5차원에서 8차원까지 존재하며
차원이 높은 용일수록
파워나 능력이 강하고 더 진화되어 있습니다.

「아바타 Avatar」✢라는 영화에 나오는
수많은 용들의 세계가
우주에는 실제로 존재합니다.
「드래곤 dragon 길들이기」와 같은
환타지 소설에 나오는
용의 이야기도 실제로 우주 어느 행성에서
일어나는 상황입니다.
환타지 소설에 등장하는 용은
인간에게 두려움인 동시에
하늘 힘을 상징하는 원천으로 작용합니다.

듀카호(Duka spaceship)
지구 차원상승을 지휘 · 감독하는 지구 5배 규모의 거대한 함선이자 항성. 거주민이 100억 명이며 네바돈 우주를 탁구공 크기로 접을 수 있는 수준의 10차원 과학기술을 보유하고 있음.

아바타(Avatar)
2009년 개봉한 제임스 카메론 감독의 할리우드 블록버스터 3D 영화.

용족龍族은 조인족鳥人族❖이 창조해낸 종족으로
하늘에서의 지위나 능력을 상징합니다.
용족의 대표가 바로 석가모니 부처입니다.
지금도 천상에서 용들의 양육·관리와
배분·교체에 이르는 전반적인 업무를
맡고 있습니다.

조인족(鳥人族)
새의 형상을 한 우주의 한 종족으로 아주 오래된 영혼이며 두뇌가 뛰어남.

용들은 한번 그 사람에게 배속이 되면
한 생은 물론 수천 년에서
수만 년까지 동행하면서
생사고락을 같이 합니다.
그 사람의 깨달음에도 관여하며
내면으로 안내하는 길잡이 역할을 합니다.

용의 능력이 그 사람의 능력과
현재 상태를 대변해 주며
용의 능력은 몸의 크기와
색 그리고 여의주의 개수로 결정됩니다.

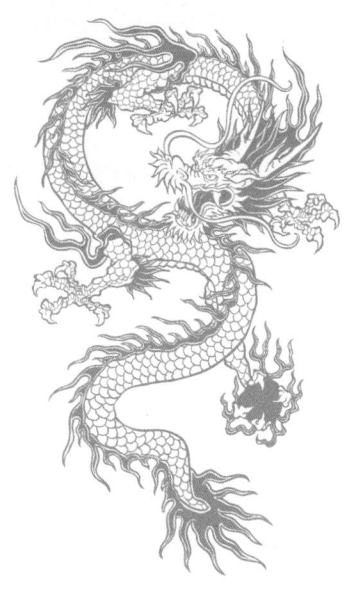

가슴 차크라와 형상 차크라,
용들에 관한 정보만으로도
그 사람의 의식 상태에 관한
대부분의 정보를 알 수 있습니다.
용들이 가진 능력이
바로 그 사람의 능력입니다.

차크라를 연다는 것은
용들이 우리 몸에서 활동할 수 있는
능력을 주는 것이기 때문에
몸 청소나 차크라 연결 시
상위자아와 용이 제일 좋아합니다.

용들은 보이지 않는 능력을 낼 수 있는
무형의 파워입니다.
그 파워는 차크라를 연결해야
비로소 가능해집니다.

영혼의 등급별 용의 배속

영혼의 등급	용의 수
• 빛의 수장	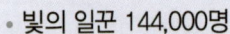
• 12주영 (master spirit) 수행자 그룹 • 특수 능력자 그룹 • 마스터 144명	
• 빛의 일꾼 144,000명	
• 헤요카 1억 2천만 명 • 하강하는 영혼 • 상승하는 영혼 (산신 · 지신 · 해신 그룹)	

용의 형상과 여의주

용은 하강하는 영혼의 상징이며
천상정부 소속임을 증명하는 신분증입니다.
빛의 일꾼을 찾는 지표이며
몸 안에 있는 용들과 소통도 가능합니다.

**용들의 주요 임무는
교통사고나 불의의 사고 등으로
보호하고 지켜주는 보디가드 역할입니다.**
큰 사고를 당했는 데도 다치지 않았다면
그것은 용들이 충격을 흡수해서
보호한 것이거나
천사들에 의해 차원 간 순간 이동이
일어난 것입니다.

용은 우리 몸의 치유에도 관여합니다.
천상정부 라파엘 그룹과 함께
용들이 치유에 동참할 경우
그 치유 효과는 몇 배에 달하게 됩니다.

빛의 일꾼은 용들이 들어와
집을 지켜주고 가족들까지도 보호해줍니다.
한 집에 한 분 정도로 배속되어
지켜주고 있습니다.

하강하는 영혼들의 3차원 인간 삶에
늘 동행하면서 도와주고 있으며
천상정부의 통제하에 있습니다.
가이드 천사와 상위자아와 함께
모두 자기를 돕고 있는 고마운 존재입니다.

하강하는 영혼들에게 들어와 있는 용들은
비물질체로서 눈에 보이지 않으며
빛을 보는 단계가 6 정도 되어야
뚜렷하게 볼 수 있습니다.
용이 크면 클수록 그 사람이
능력을 발휘할 시점임을 상징합니다.
용이 작을수록 아직은 능력을 발휘하는
단계가 아닌 하늘 사람이라는 표식입니다.

용이 크면 그 다음은
여의주가 있어야 하며
여의주를 완성하지 않으면
능력을 온전히 발휘하지 못합니다.

여의주를 완성한 용은 능력과 파워 등이
가득 충전된 것입니다.
이 용이 들어가 활동하는 사람이
능력을 발휘할 수 있음을 뜻합니다.
**용이 충분히 다 자라고
여의주를 물고 여의주에서 빛이 발산된다면**

모든 것은 완성된 것으로
그 능력이 발휘될 시점임을 뜻합니다.

용의 색깔과 특성

용의 색		특 성
보랏빛		마스터와 최고 에너지를 상징
무지개빛		조화와 균형, 치유 능력을 상징
황금색		의식의 각성과 고귀함을 상징
녹색		치유의 빛과 안정, 젊음과 패기를 상징
검은색		어둠의 형제를 상징

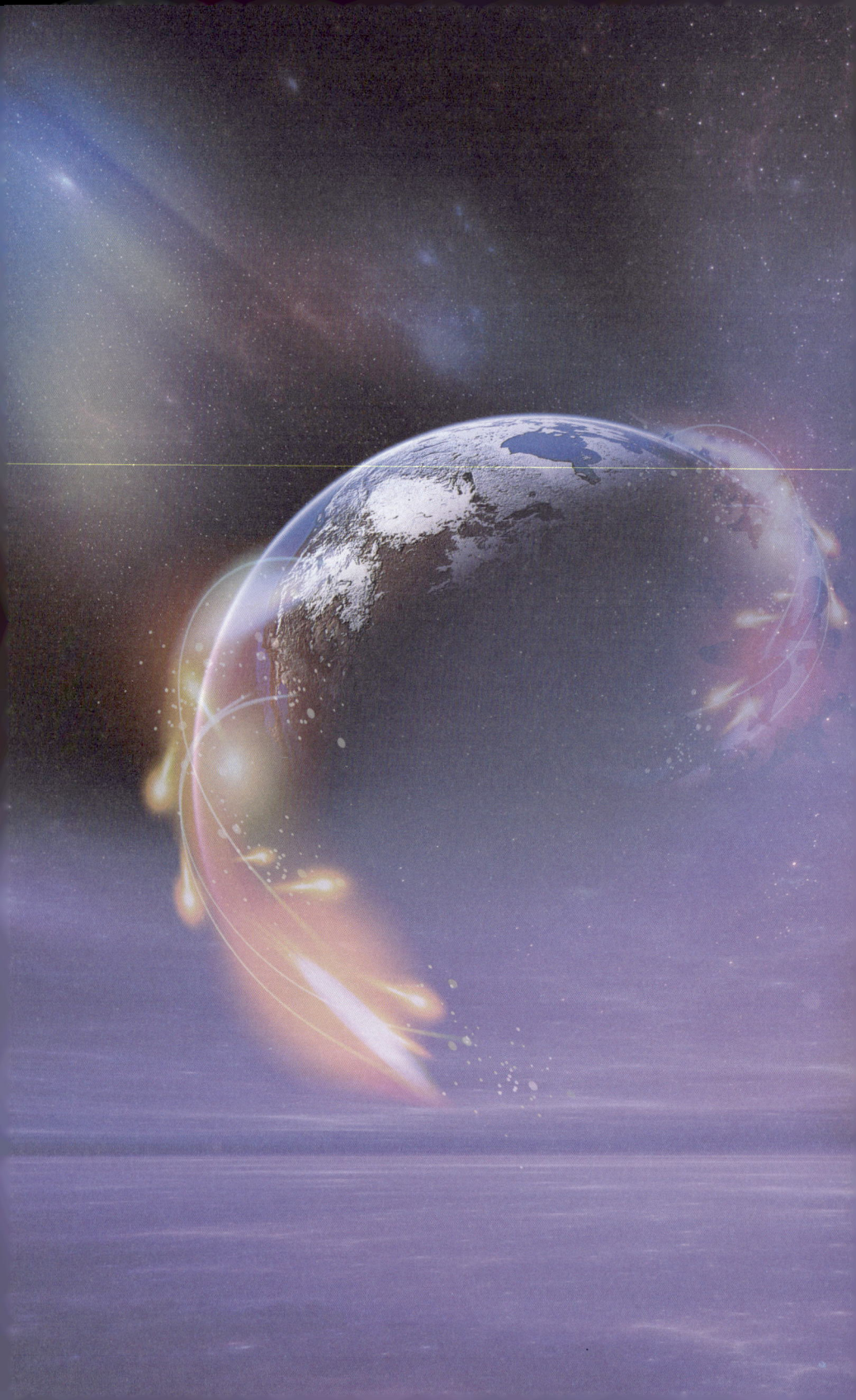

7부

차크라는 마법의 지팡이

인간과 신 그리고
영혼에 대해 알고 나면
이 우주에서
잘못되는 것은 아무것도 없다는 것을
알 수 있습니다.
오직 체험과 공부,
성장과 진화가 있을 뿐입니다.

물질적 세계는 환영일 뿐입니다.
영원한 건 내 가슴속에 있는
한 줄기 '사랑'이며
이보다 더 소중한 건 없습니다.

마음을 지배하는 매트릭스의 비밀

인간의 삶은
긍정의 마음과 부정의 마음
어느 쪽에 힘을 실어 주는가에 따라 달라집니다.
빛이 강해 긍정적인 파동을
많이 내보내는 사람과
두려움이 강해 부정성의 에너지를
많이 내보내는 사람으로 구분할 수 있습니다.

우리 몸에 있는
빛과 어둠의 매트릭스matrix❖ 구조를
의식의 확장이나 각성 없이는
눈치 채고 알아차리는 것은 어려우며
안다고 해도 극히 일부분에 불과하여
전체적인 그림을 이해하는 것은
거의 불가능합니다.

자기의 마음이
자기의 자유의지가
온전히 자기의 생각이며 의식이라고 믿는 것이
3차원 인류 대부분의 사고 수준이고
기본적인 패턴입니다.

자기의 생각이나 마음, 자기의 의식은

매트릭스(matrix)
매트릭스는 빛, 중간, 어둠으로 구성되며 인간의 생각, 감정, 행동을 지배하는 바탕과 기반으로 몸에 격자망으로 설치되어 있음. 동일한 상황에 대해 다른 반응을 보이는 것은 매트릭스의 구조가 다르기 때문이며 매트릭스는 빛과 어둠의 네 가지 에너지체(존재)를 통해 발현됨.

네 가지의 에너지체들의 조율 속에서
생겨나고 발현되어 영향을 받습니다.

> ① 자기 영의 의지 – 상위자아의 영향
> ② 빛의 매트릭스 천사들의 영향
> ③ 어둠의 매트릭스 천사들의 영향
> ④ '나'라는 의식이 각성되지 못한 혼(에고)의 영향

자신의 마음 한 자락이 형성되어서 자라고
표현되는 메카니즘을 보면
복잡한 과정을 거쳐서 나오게 됨을
알 수 있습니다.
대부분의 사람들이
어둠의 매트릭스에 갇혀 있고
그 부정성에 푹 빠져 사는 것이 현실입니다.
자기 마음인 줄 알았던
마음 한 자락조차도
귀신이나 어둠의 매트릭스를 구성하는
부정적인 에너지체들에 의해 잠식당하고
지배당해 있습니다.

두려움과 부정성에 근거한
부정적인 생각이나 감정이 올라올 때
자기 안에 있는 네 가지 에너지체들이
활동하는 것을 빨리 눈치채야 합니다.

부정적인 생각이나 감정이
의지나 행동으로 표현되기 전에
부정적인 에너지가 작동됨을 알아채고
생각을 멈추고, 그냥 관찰하고,
무시하고 지나가게 내버려 두어야 합니다.
아무 반응도 하지 말고
부정적인 에너지에
힘을 실어 주지 말아야 합니다.

부정적인 말이나 상처를 주는 행동으로
사고 치지 말고 그냥 바라만 보고 있어야 합니다.
바로 그 순간
영혼과 상위자아의 교류가 시작되고
빛의 천사들의 매트릭스가 확장되면서
빛의 소리, 빛의 행동이 나오게 됩니다.
이것이 매 순간순간
생각이나 감정이 일어나는 방식입니다.

차크라를 연다는 것은
부정성의 어둠의 매트릭스를 축소시키고
빛의 매트릭스를 확장해서
빛의 몸으로, 빛의 통로로 가는
구조적인 혁명을 이루는 것입니다.
마음 한 자락에 사랑과 빛의 시작이 있습니다.
마음 한 자락에 공부의 모든 것이 있습니다.

	빛의 매트릭스	중간계 매트릭스	어둠의 매트릭스
형상	격자망이 백색이고 전체적으로 하얀 순백색으로 빛남	격자망이 검은색이며 전체적으로는 약간 어둡게 보임	검은색 격자망이 촘촘하여 새까맣게 보임
원리	• 사랑과 긍정의 원리 • 영적 삶을 추구 • 전체성(oneness), 통합의식 • 자연법(양심, 天心) 중시	• 균형과 조화의 원리 • 중간적 위치를 지향 • 기회주의, 은둔형 재야인물	• 사회적 정의와 부정(否定)의 원리 • 물질적 풍요를 지향 • 이원성(duality), 분리의식 • 법과 사회제도 중시
작용	상위자아, 빛의 천사 가이드 천사, 용, 수호신장	빛과 어둠 양쪽 임무 수행 가능	어둠의 천사, 귀신, 사탄

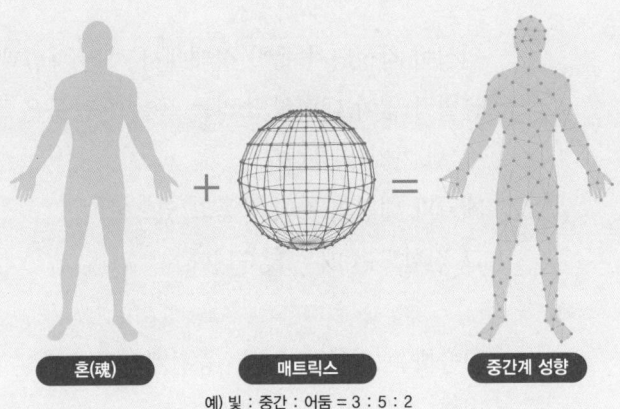

혼(魂) + 매트릭스 = 중간계 성향
예) 빛 : 중간 : 어둠 = 3 : 5 : 2

마음을 지배하는 매트릭스의 비밀

사람마다 매트릭스의 구성이 다르며 그 매트릭스에 따라 빛과 어둠의 에너지체들이 감응하여 인간의 생각과 행동이 일정한 패턴으로 나타납니다. 매트릭스는 카르마와 인연법 그리고 영적 진화 과정상 필요에 의해 최적의 구조가 결정됩니다. 빛의 매트릭스를 가진 사람만이 차원상 승의 대상이 되기 때문에, 중간계와 어둠의 성향을 가진 사람은 강한 의지로 자신의 매트릭스를 빛으로 전향시켜야 합니다.

매트릭스의 도가니

삶이 시작되기 전
인생의 설계도면은 자신에 의해 작성되고
세부계획까지 설계하여
3차원 물질지구에 오게 됩니다.
하강하는 영혼들의 설계도면에는
빛의 역할과 어둠의 역할
중간의 역할이 나누어져 있습니다.
**개개인은 몸에 설계도면 그대로
빛, 중간계, 어둠의 매트릭스가
에너지체로 설치되어 있습니다.**

의식이 각성되지 못한 상태에서 하는 채널과
분별력 없이 내면의 소리를 듣는 사람들은
이 세 가지 비율대로
채널과 내면의 소리를 듣고 있으며
그 진실도는 매우 낮습니다.

상승하는 영혼들에게는 중간계가 없으며
빛의 과정과 어둠의 과정으로
양분되어 있는 프로그램이 존재합니다.
이것은 예정된 일이며
예정된 타임라인에 의해 발생하는
기본 프로그램이자 바탕 그림이 되는

삶의 기초공사와도 같습니다.
연극의 배역을 정하는 것처럼
처음부터 에너지로 세팅되어
그렇게 결정되어 오는 것입니다.

빛은 빛의 매트릭스를 몸에 설치하고
어둠은 어둠의 매트릭스를 설치하고
중간계는 중간계의 매트릭스를 설치하여 옵니다.

이 세 가지가 하나의 공간과 시간 안에서
서로 부딪치고, 서로 깨지고, 부서지고
서로 아파하고, 슬퍼하고, 분노하고 사랑하면서
서로 다른 에너지들을
하나의 도가니 속에 몰아넣고
원심분리기를 강하게 돌려버리는 형국입니다.

서로의 에너지들을 충돌시키면서
때로는 조율하고 조정해 가면서
삶이라는 연극이 달아오르는 도가니처럼
흥미진진해지는 것입니다.

삶의 매트릭스가 원심분리기처럼 작동되면서
여기저기서 비명소리와 곡소리가 들려오고
어지럽고 토하는 사람들도 생겨납니다.
가장자리로 밀려나는 사람과
즐기면서 중앙으로 몰려가는 사람과

회전력을 이기지 못해 경기장 밖으로
퇴출되는 사람도 생겨납니다.
밀려나지 않기 위해
떨어지지 않기 위해
서로 다른 에너지를 온몸으로 느끼면서
매순간 서로 밀어내고, 서로 끌어당기는
하나하나의 과정들과 체험들이 녹화됩니다.
삶이 주는 불확실한 미래에 대한
불안과 두려움, 긴장감 속에서
하나의 도가니 속에서 뒹굴다 보면
자기 에너지밖에 느끼지 못하던 모난 돌들이
서로 다른 에너지들을
느끼고 알아가고
이해하고 수용하는 과정 속에서
사람들은 다양한 사랑과 이별을 경험합니다.

약속한 타임라인이 다가옴에 따라
원심분리기는 더욱 더 가속되기 시작합니다.
사람들은 더 큰 사랑을 완성하기 위해
더 큰 이별의 슬픔을 겪어야 할지도 모릅니다.
열기로 끓어 넘치던 도가니는
서로의 에너지들을 분리할 준비를 하고 있습니다.

차크라를 연다는 의미는
도가니 속에서 서로 다른 에너지들과의
충돌과 교류, 배움과 학습 속에서

자신은 어디로 어떻게 갈 것인가를
결정하는 일입니다.
어떤 에너지(빛·중간·어둠)에 머물 것인가를
결정한 사람들 중에 빛으로 결정하거나
확실히 빛으로 전향한 사람들에게 주는
고귀한 선물이 바로 차크라를 여는 일입니다.

계속해서 중간계 방식이 마음에 끌리거나
중간계 방식이 크게 불편하지 않고
중간계 에너지에 계속 머물기를 원한다면
그렇게 하면 됩니다.
어둠의 에너지가 편하고
어둠의 에너지에 계속 머물기를 원하는 사람에게는
차크라 연결은 아무 의미가 없습니다.

다차원 지구에 살고 있는 인류는
빛과 어둠의 통합을 위해 창조된 도가니를
체험하고 통과하고 있는 과정에 있습니다.
이제는 도가니 속에 있는
여러 에너지들을 분리해서
모든 영혼에게 자기 성적표를
공개할 때가 왔습니다.
하강하는 영혼으로서
빛의 일꾼으로 온 당신은 어디로 가야 할까요?
빛
중간계

어둠의 도가니를 비우기 전
생각해 보아야 합니다.

그때가 다 되었고
지금이 바로 그때입니다.

차크라와 빛의 매트릭스 확장

몸에는 빛의 매트릭스와
어둠의 매트릭스가 함께 공존하고 있습니다.
이 두 가지 매트릭스가 감정, 생각, 의식,
무의식에 영향을 미치고 있습니다.
자유의지와 행동에도
상당 부분 영향을 주고 있습니다.

빛의 매트릭스는
빛의 방식과 사랑과 긍정의 방식으로
그 영역을 확장해 나가고 있습니다.
자신의 상위자아와 가이드 천사들과
천상정부 소속 빛의 천사들과 용들
각종 수호신장들이 함께 하고 있습니다.

어둠의 매트릭스는 주로
4차원에 있는 귀신들과
4차원에 있는 사탄이나 어둠의 역할을 맡은
천상정부 소속 천마들이나
5차원이나 6차원, 7차원에서
직접 에너지체로 들어와 봉사하는
어둠의 천사들로 구성되어 있습니다.

빛은 긍정과 밝음

건강과 희망의 영역을 담당하고 있습니다.
어둠은 부정과 질병, 절망과 슬픔 등
자신의 내면에 존재하는 어둠들을 상징합니다.

긍정의 에너지와 부정의 에너지를
3차원 물질 세상을 살아가며
체험하고 공부하라고
빛과 어둠의 매트릭스가 설치되어
천상정부의 완전한 통제 속에
관리·운영되고 있습니다.

빛의 매트릭스와 어둠의 매트릭스에 속한
에너지체들의 천사들과 용,
사탄과 천마들까지
서로 함께 공존하고 있습니다.
에너지 파장이 서로 다르기 때문에
서로 간에 대립이나 충돌은 전혀 없습니다.
같은 공간에 있어도 머물고 있는 층위가
서로 다른 차원 간 현실 속에 있기 때문에
에너지체들 사이에 간섭이나 손상은 없습니다.

빛의 매트릭스에 있는 존재들끼리는
서로 네트워크 속에 있으며
의사소통은 물론 협력관계에 있습니다.
빛의 천사들과 용들은 서로 도움을
주기도 하고 받기도 합니다.

상위자아와 천사들과 용들끼리도
서로 좋은 관계를 유지하며 동료이자 동지인
하나의 의식으로 소통하고 있습니다.

어둠의 매트릭스에 있는
귀신들과 천마들도 협력 속에서
서로의 역할을 잘 이해하고
협력하면서 봉사하고 있습니다.
서로 존재하는 파장대가 다르지만
같은 네트워크 시스템 속에 있습니다.

빛의 매트릭스 속 천사들과
어둠의 매트릭스 속 천사들과
용들과 귀신들까지도
같은 네트워크를 공유하며 서로의 임무를
알고 있기에 서로 돕고 각자 맡은 바 봉사를
최선을 다해 수행하고 있습니다.

몸 청소와 차크라를 연다는 것은
빛의 매트릭스 속에 있는 사람들에게
힘을 실어 주는 것입니다.
그것은 빛의 매트릭스를 확장하고
어둠의 매트릭스에서 나오는
부정성을 줄여 주는 데 그 목적이 있습니다.

차크라 에너지 조정

사람은 매순간 우주와의
교감 속에서 살아갑니다.
마음 한 자락을 통해
우주심을 꺼내놓고 쓰다가도
바늘 하나 꽂을 만큼의 여유도 없는
'작은 나'를 꺼내놓고 쓰기도 하는 것입니다.
사람은 매순간 삶을 창조하며 살고 있는
우주적인 존재입니다.

몸은 7년 주기로 에너지 조율이 이루어지며
건강 상태와 삶의 주기를 조율하면서
질병의 발생유무와 수명연장 등을
조정하고 있습니다.
정신적인 활동과 의식적인 각성과 관련된
거시조정은 5년마다 에너지가 조율됩니다.

자신이 계획해서 온 인생의 프로그램이
원만하게 진행될 수 있도록
성격이나 감정선 등을 조정하는
미시조정은 수시로 이루어지고 있습니다.

몸에서 이루어지는 가장 큰 에너지 조정은
생명의 주기를 연장하고 단축하는

백魄 에너지 조율입니다.

정신활동에서 이루어지는 가장 큰 에너지 조정은
차크라를 열고 활성화하는
차크라 에너지 조율입니다.
이것이 바로 차크라를 연결해야 하는 이유이며
에너지 조정 과정입니다.

차크라를 한번 열었다고 모든 것이 끝난 것이
아니라 수시로, 주기적으로 차크라를 통한
에너지 조정 작업이 이루어져야 합니다.

마음 한 자락에서 출발하여
천상정부의 천사들과의 조율 속에서
아무도 모르게 자신도 인지하지 못한 사이에
그렇게, 그렇게 매순간
에너지 조정 작업이 이루어지고 있습니다.

📖 밝은 태양·밝은 미소·밝은 마음
· 라파엘 그룹으로부터 받은 「빛의 생명나무」 공식 디크리.

차크라는 마법의 지팡이

인간은 누구나 지구에서의
3차원 물질체험을 위해
자신의 역할과 퍼즐을 다 준비해 왔습니다.
그 배역 또한 자신이 프로그램한 것이기에
좋고 나쁜 배역이 없으며
한 편의 흥미진진한 드라마를 위해
자신의 역할에 최선을 다하고 있습니다.

자신의 영혼이 갖는 개체성의 특성에 따라
배역의 난이도와 성격과
물질체험의 양상이 다르게 나타납니다.
어떤 사람은 바보 컨셉으로 태어나 역할을 하고
어떤 사람은 자갈밭이나 진흙탕을 경험하고
어떤 사람은 궁궐 같은 삶을 체험하기도 하고
어떤 사람은 저잣거리에서 서민의 삶을 체험하고
어떤 사람은 병든 환자로
어떤사람은 방황하는 삶을 살기도 합니다.

큰 그릇일수록 대기만성大器晩成의 시간이 필요하듯
의식이 깨어나는 삶의 과정에서
어둠의 매트릭스가 강하게 적용되어 다듬어지는
빛의 일꾼들이 많이 있습니다.
온전한 빛의 일꾼으로 성장하기 위해

그만큼 다듬어지고
자기의 부정성을 극복해 나가야 하는
힘들고 어려운 시기가 존재합니다.

어둠의 매트릭스가 강해
귀신 5분, 천마 5분이 봉사하고 있으면서
의식이 깨어나지 못한 사람이라면
아마도 이 사람의 삶은 살아있는 것
자체가 고통일 것입니다.
온 몸의 기혈이 막혀
안 아픈 곳이 없는 병자로서의
삶을 체험하고 있을 가능성이 매우 높습니다.
이 사람은 어둠의 매트릭스를 통해
강하게 담금질하는 것이며
빛의 일꾼으로 보호하고 품성을 기르고 닦기 위해
어둠의 천사들이 맹훈련과 조련의 역할을
맡고 있는 것입니다.

실제로 그 사람에게 봉사하고 있는
빛의 매트릭스는
빛의 천사 7분, 가이드 천사 2분, 용(龍)이 2분으로서
빛의 매트릭스가 조금은 더 강합니다.
그래서 삶을 포기하는 것도 쉽지 않으며
부정성에 끌려 다니다가 결국에는 자유의지를
하늘에 다 맡기고 자신의 에고를
다 내려놓을 만큼 포기하고

빛의 일꾼으로 탄생합니다.

빛의 일꾼 한 사람 한 사람이
인고와 고통의 시간을 거친 후에
빛으로 탄생합니다.

어둠의 매트릭스가 강하게 작용하는 사람일수록
내면에는 그보다 강한 빛이
작용하고 있고 숨겨져 있습니다.
빛이 강할수록 어둠이 강하고
어둠이 강할수록 빛이 강하다는 것은
빛의 일꾼들이 탄생하는 과정에서
반드시 나타나는 '하늘이 일하는 방식'입니다.

빛의 일꾼으로 잘 다듬어진 사람들은
빛의 천사가 8분, 어둠의 천사가 2분 정도로
안정화되어 있으며
어둠의 천사들이
잠깐 잠깐씩 보호와 공부를 위해
역할을 수행하고 있습니다.
온전히 자신의 2차 상위자아와 교류하더라도
자신의 마음에 두려움이나 부정성이 드러나면
어둠의 천사들이
그 문제가 해결될 때까지 방문합니다.

자신의 의식이 깨어날수록

자신의 부정성이 줄어들수록
자신의 감정이 안정될수록
자신이 매순간 깨어 있는 시간이 많을수록
빛의 매트릭스는 강해지고
어둠의 매트릭스는 약해집니다.

차크라를 연다는 것의 의미는
이 빛의 매트릭스를 형성하는
기본 틀을 마련하는 것입니다.
긍정의 마음, 사랑과 자비의 마음
우주심이 회복되기만 하면
예전에는 작동하지 않았던 차크라가 작동되면서
고통의 시간, 번민의 시간
아픔의 시간이 줄어들고
온몸에 빛이 돌면서
빛의 몸이 되는 마법이 작동되는 것입니다.

긍정과 사랑의 마음이 생길 때마다
빛의 몸으로 변모시키는 마법의 지팡이*를
몸에 설치하는 것입니다.
한 번 열면 영구히 닫혀지지 않고
닫혔다가도 사랑과 연민의 마음
자연과 하나되는 마음이 회복되고
용서하고 이해하는 마음이 확장되면
언제 어디서나 다시 작동되는 것이 차크라입니다.
이런 이유로 차크라를 여는 것입니다.

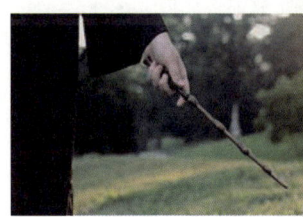

차크라는 인류에게 마법의 지팡이처럼 감춰진 비밀들을 열어 새로운 전환점을 마련해줄 것임.

차크라는 요술램프

차크라를 열었더라도
처음에는 아무것도 느끼지 못합니다.
평소에 명상을 통해 마음이 안정되어 있고
자신의 감정이 평상심을 유지하고 있으면서
부정성까지 완전한 통제가 된다는 사람일수록
안타깝게도 차크라를 열고나면
더 많은 변화를 겪게 됩니다.
고요한 마음에 태풍이 지나간 듯
의식 밑으로 가라앉아 있던 부정성들이
우후죽순처럼 올라와서 어둠의 형제들이
오히려 더 많이 더 자주 방문하게 됩니다.

하늘의 빛은 내 마음대로 내 욕심대로
받을 수 없는 것입니다.
그럼에도 불구하고 인간적인 욕심으로
차크라를 열기만 하면 된다는 마음으로
차크라를 열고 나면
그동안 이성적으로 완전히 통제해왔던
부정적인 생각과 감정의 통제가
느슨해지기 시작합니다.
이 과정에서 우울증이 나타나거나
감정의 기복이 심해져
타인과의 갈등이 나타나거나

자신의 치명적인 단점이 드러납니다.
자신은 이미 치유되었다고 믿었던 상처가 드러나
당황하게 되고
남에게 사랑 받고 싶고 인정받고 싶고
관심 받고 싶은 생각들이 더 강해집니다.

차크라를 열고 나서 생기는 부정성은
3개월 이내에서 가장 심하게 나타나고
6개월 이상 지속되는 사람들도 있습니다.
그것은 감정의 밑바닥에 남아있던 부정성들이
정화되는 것이며 상처가 강할수록
심하게 나타납니다.
전쟁처럼 삶을 악착같이
치열하게 살아온 사람들일수록
부정성들이 내면 깊숙한 곳에서
자신도 전혀 눈치 채지 못한 곳에서
숨겨지고 구겨지고 방치되어 있던 것들이
강하게 나타납니다.

순간순간의 의식으로
세상을 창조하는 것이 3차원 삶의 방식입니다.
마음도, 생각도, 자유의지마저도
순수하게 자기 것이 아니라는 것을 인정할 때
비로소 우물 안 개구리를 벗어나
우주를 움직이는 신성한 에너지들에게
진정한 사랑을 표현할 수 있습니다.

자신의 생각, 감정, 자유의지 속에는
수많은 에너지들이 들어와 작용하고 있다는 것을
알아차리는 것이 삶의 지혜이며,
그것이 바로 삶이 매트릭스라는 것입니다.

사람은 누구나
부정적인 에너지가 표출되면서
주변과의 충돌로 인간관계가 틀어지고
하는 일마다 꼬이는 경험들이 있을 것입니다.
힘들고 어려운 상황 속에서
누군가 자기를 간절히 도와주기를 바라고
기다렸던 적이 있을 것입니다.
그럴 때마다 야속하게도 기도의 대답은 더디고
도와주는 누군가는 나타나지도 않고
신에 대한 원망과 분노를 경험하면서
질풍노도와 같은 힘난한 시절을
온 몸으로 온 마음으로 겪어야만 했던 시절이
누구에게나 있었을 것입니다.

차크라를 열었다는 것의 의미는
힘들고 어려운 상황을 극복하고
지혜롭게 열어갈 마법의 지팡이를
하늘로부터 선물 받는 것과 같습니다.

자신에게 문제가 되는 상황이 인식되고 자각되면
부정적인 생각을 멈추고

긍정의 에너지와 이해와 용서하는 마음,
자연과 하나 되는 마음,
모두가 하나로 연결되어 있다는 전체의식의 회복,
누군가를 진심으로 사랑하는 마음,
늘 순수하고 정결한 마음,
이러한 자비와 연민의 마음 한 자락이
일어나기만 하면
가슴 차크라를 시작으로
모든 차크라가 회전하기 시작하면서
빛의 몸이 됩니다.
그 결과 맨 땅에서 맨 몸으로
부딪히고 극복해야 했던 문제들이
짧게 또는 비교적 수월하게
체험하는 방식으로 삶이 치유됩니다.
이 마법의 지팡이가 바로 차크라에 있습니다.

**마음 한 자락이 빛으로 향하는 순간
차크라 역시 빛을 발산하기 시작합니다.
자기를 도와 줄
요술램프가 작동하기 시작하는 것입니다.**
마음 한 자락에 모든 것이 달려 있습니다.
차크라를 연 사람들은 이 램프가
자기를 도와주기 위해 항시 대기 중입니다.
마음 한 자락에 우주와
자기 자신이 연결되어 있습니다.
그 비밀이 12 차크라에 있습니다.

실험행성 지구와 게^{Ge} 에너지

지구에서 일어나고 있는 여러 가지 일은
전 우주적인 사건입니다.
지구는 호모 사피엔스를 중심으로 한
우주 진화의 마지막 계획을 집행하는
우주 문명 여섯 번째 주기의 종착지입니다.
네바돈 우주는 12 은하가 주축이 되어
새로 창조된 은하❋입니다.
**12 은하의 모든 문제들을 해결하기 위한
실험행성으로서 지구가 선정되었으며
250만 년 전의 계획에 의한 결실이
가이아의 '게^{Ge} 에너지'에 집결되어 있습니다.**

영혼들의 진화는 끝이 없으며
대우주 또한 끊임없이 진화하고 성장합니다.
성장을 위한 조건은 행성마다
은하마다 다릅니다.
어디든 모순은 있게 마련이고
모순이 있기에 발전이 있고 성장이 있으며
진화가 있습니다.
이 모순들을 한 행성에 몰아넣고
신나게 연극을 펼친 후
해법을 찾기 위한 실험행성이 바로 지구입니다.
이 모든 것에 대한 해결책이

네바돈 은하는 12은하가 주축이 되어 새로 창조된 은하
네바돈 은하는 '12창조그룹위원회'라는 12개 은하를 대표하는 지역우주 창조주들의 도움으로 창조 되었습니다. 각 우주는 또 다른 12개 우주의 창조주들에 의해 창조 되었습니다. 결국 이런 식으로 확장되어 나가면 마치 빛의 격자망처럼 네바돈 은하는 모든 대우주가 관여하여 창조한 것이 됩니다.

가이아의 내부에 있는
에너지 백신인 게^{Ge} 에너지입니다.

각 행성과 우주에서
진화과정 상 생겨난 모순들을 한 곳에 모아놓고
에너지 용광로를 가동한 후
그 결과들이 나오길 기다리는 것입니다.
각 행성에서 자신의 행성을 보호하면서
문제가 있는 사람들과 에너지들을
그 행성에서 분리해
지구에 섞어 놓고 모가 나고 각진 돌들끼리
피 터지게 싸우게 하고 심판관도 세워놓고
가장 착하고 순수한 사람들도 모아 놓고
그 결과물들을 에너지 형태로
저장해온 것이 게^{Ge} 에너지입니다.

붉은 보라색인 가이아의 게^{Ge} 에너지가
지구에 살고 있는 모든 생명체들에게
들어가기 시작했으며
빛의 일꾼들에게는 더 많이 집적되고 있습니다.
빛의 일꾼들은 자신의 행성을
대표해 온 사람들로
지구의 가아아 게^{Ge} 에너지 백신을 가지고
자신의 행성으로 돌아가야 되는
운명적인 상황에 놓여 있습니다.

빛의 일꾼들은 차크라를 열어야
각자의 역할들을 제대로 할 수 있으며
가이아 게^{Ge} 에너지를 몸에 더 많이
집적할 수 있기 때문에
고향 행성의 밝은 미래를 약속할 수 있습니다.

빛의 일꾼들 대부분이
각 행성의 주권자인 왕이나 여왕의 신분으로
지구에 와 있습니다.
이제는 때가 되어 우주에서의
자신의 신분이 밝혀지고 있으며
가이아 게^{Ge} 에너지에 대한
더 많은 정보들도 제공될 예정입니다.

몸 치유와 몸 청소를 하거나
차크라를 여는 동안에 가이아 게^{Ge} 에너지가
몸으로 들어가는 것을 볼 수 있으며
얼마나 들어가 있는지도 알 수 있습니다.

빛의 일꾼이라면
자신의 행성을 대표하는 주권자로서
자기별 운명을 책임지는 위치에서
큰 걸음으로 천상정부와 함께 해야 합니다.

그렇게 될 것이고
그렇게 되었습니다.

게^{Ge} 에너지의 집적률

가이아 게^{Ge} 에너지는
지구 자기장과 격자 에너지망을 따라
2014년 12월 22일 동지를 기점으로
지구에 퍼지기 시작했습니다.
식물이나 광물계는 물론 동물들에게도
가이아 게^{Ge} 에너지는 집적되고 있습니다.

빛의 일꾼은 가이아 게^{Ge} 에너지가
65% 이상 집적되어야 하고
매 순간 그 에너지는 측정이 가능합니다.
자연적인 상태에서도
가이아 게^{Ge} 에너지는 집적될 수 있으며
모든 만물에게 주는 우주의 선물입니다.

빛의 일꾼 기준으로
가이아 게^{Ge} 에너지 중 46% 정도는
차크라를 열지 않고도
누구나 자신의 노력으로 집적이 가능한
하늘의 축복입니다.
46% 이상 집적되는 가이아 게^{Ge} 에너지는
자신의 피나는 노력과
천상정부의 도움이 있어야만 가능합니다.
자신의 생존은 물론

고향 행성의 문제를 해결해 줄 백신 에너지를
아무에게나 노력 없이 쉽게 주지는 않습니다.

빛의 일꾼들이라면
자신의 온 몸과 정신을 다 바쳐서
행하지 않으면 안 되는 사명이 있습니다.
차크라 역시 자신의 노력으로 열 수 있는
한계치가 46%인 것을 보면
차크라의 활성도와 가이아 게^{Ge} 에너지 집적도가
관련되어 있음을 알 수 있습니다.

46% 한계치를 넘는
가이아 게^{Ge} 에너지를 집적하기 위해서
몸 청소와 차크라를 여는 것이 급선무입니다.
그 후에 게^{Ge} 에너지가 우리 몸에 가장 많이
집적됨을 알 수 있습니다.
텅 빈 마음과 순수한 마음
하늘에 대한 순종하는 마음
물질의 집착을 벗어난 마음
보지 않고 하늘을 믿고
순종하는 마음 등이 가득할 때
붉은 보라의 게^{Ge} 에너지는 몸에 가득찹니다.

차크라 활성도와 가이아 게^{Ge} 에너지 집적률은
서로 밀접하게 관련이 되어 있으며
하나같이 믿음의 세계에 대한 공부 과정이자

마음 상태에 있음을 알 수 있습니다.

마음 한 자락에 그 모든 것이 있으며
그 마음 한 자락을 지켜낼 수 있는 신념과 용기
그 마음 한 자락을 지속할 수 있는 성실과 끈기
그 마음 한 자락에 사랑과 자비와 연민을 품고
실천할 수 있는 참 좋은 사람이 되어야
차크라는 빛으로 가득 발산할 것이고
게^{Ge} 에너지의 붉은 보라는 몸에 충만해집니다.

바로 이 우주를 모순으로부터
욕망으로부터 구원해 줄 수 있는 에너지가
가이아의 붉은 보라 게^{Ge} 에너지라는 것을
명심해야 합니다.
이 모든 비밀이 바로 차크라를
여는 것에 있습니다.

역장(力場, energy field)이란 무엇인가?

차원상승의 관문, 역장

역장이란 내부와 외부 환경을 완전히 분리·차단시키는 에너지 보호막으로, 자연재해와 각종 재난으로부터 인류를 보호하고 지구의 차원상승에 발맞춰 인류의 의식과 몸의 진동수를 단계적으로 끌어올려 5차원 세계에 연착륙할 수 있도록 하늘이 인류를 위해 **차원상승의 징검다리로 설치한 최후의 보루**입니다. 따라서 역장을 통하지 않고서는 누구도 5차원 지구 위를 걸을 수 없으며, 역장에 진입하기 위해서는 사전에 몸이 **빛의 매트릭스**로 전환되어야 하며, **의식각성**이 일정 수준에 도달해야 합니다.

역장의 설치 및 구성

빛의 일꾼은 하늘과 소통하여 역장의 소재와 규모, 조건 등을 파악하여 차원상승과 더불어 역장이 가동될 때를 대비하여 만반의 준비를 갖춰야 합니다.
역장은 에너지와 의식각성 수준에 따라 수뇌부가 있는 A구역, 하강하는 영혼이 거주하는 B구역 그리고 상승하는 영혼이 공부하는 C구역으로 구분됩니다.

역장의 주요 기능
- 자연재해와 각종 재난으로부터의 보호
- 의식각성과 몸의 진동수에 따라 살자와 죽을자의 분리 및 격리
- 천상의 빛과 광자에너지의 증폭(피라미드 원리)에 의해 의식각성과 몸의 진동수를 높여 빛의 몸으로 변모하는 최적의 환경을 제공
- 물질문명의 붕괴에 따른 물자 부족을 대비한 배타적 생활구역
- 극한의 원시공동체 생활을 통해 '콩 한쪽도 나눠먹는' 전체의식으로의 진입과 빛과 어둠의 마지막 시험

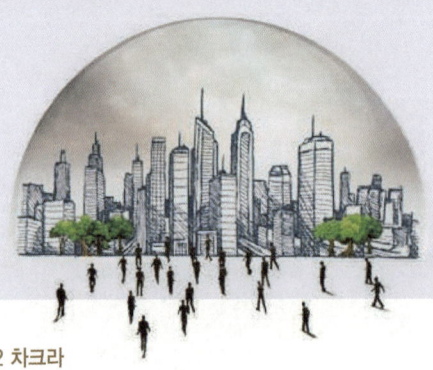

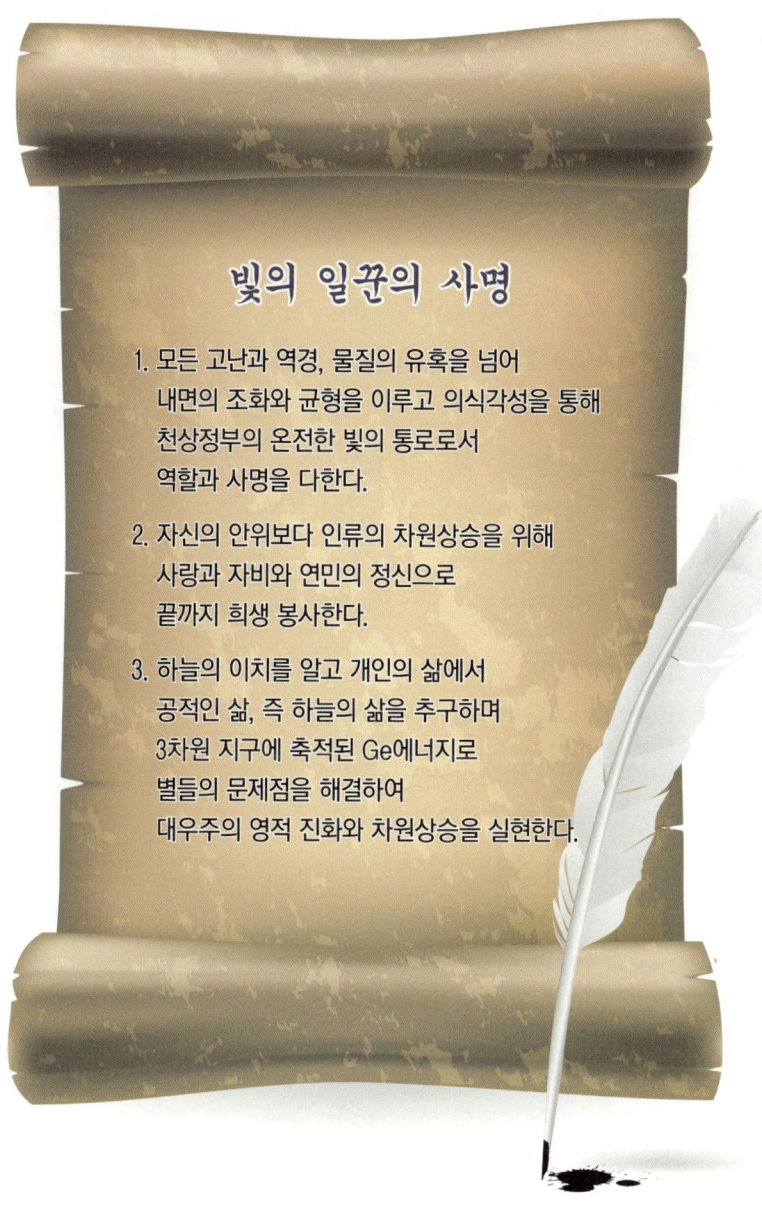

빛의 일꾼의 사명

1. 모든 고난과 역경, 물질의 유혹을 넘어
   내면의 조화와 균형을 이루고 의식각성을 통해
   천상정부의 온전한 빛의 통로로서
   역할과 사명을 다한다.

2. 자신의 안위보다 인류의 차원상승을 위해
   사랑과 자비와 연민의 정신으로
   끝까지 희생 봉사한다.

3. 하늘의 이치를 알고 개인의 삶에서
   공적인 삶, 즉 하늘의 삶을 추구하며
   3차원 지구에 축적된 Ge에너지로
   별들의 문제점을 해결하여
   대우주의 영적 진화와 차원상승을 실현한다.

• 맺음말 •

차크라는 생명의 문과 진리의 문을 여는 마스터키

차크라는 정신문화의 꽃이며
하늘과 소통하는 빛의 통로이며
바이러스와 질병으로부터 보호받을 수 있는 생명의 길이며
몸의 진동수를 높여줄 수 있는 장치이며
하늘 사람으로 인정받는 하늘의 표식이며
보이지 않는 세계를 안내하는 나침반입니다.
보이지 않는 세계의 정점에 차크라가 있습니다.

독자 여러분이
이 책을 보게 될 시점의 세상은 타임라인 상
평화로운 시대는 아닐 것입니다.
엄청난 자연재해와 사회적 기반이 흔들릴 정도의
경제대공황이 진행 중일 것입니다.
인류 문명의 패러다임이 변하는 시기입니다.
물질문명에서 정신문명으로
어둠이 지배하는 행성에서
빛의 지구의 시대가 시작될 것입니다.
새로운 문명은 기존 문명의 붕괴 없이
오지 않을 것입니다.

인류가 한 번도 경험하지 못했던 일들을
겪게 되면서 빛의 인연이 있는 사람들은
3차원 물질세계에 보이지 않게 작동되고 있는
우주의 법칙들을 인지하기 시작할 것입니다.

종교의 붕괴가 시작될 것이며
서양 과학문명이 힘을 잃기 시작할 것이며
서양 의학이 생명력을 잃게 될 것이며
어둠의 정부가 드러나게 될 것이며
대홍수가 있을 것이며
바이러스 난과 괴질 또한 수많은 예언서들의
내용보다 더 끔직한 일들을
인류들은 겪게 될 것입니다.

하늘의 뜻이 땅에서 펼쳐질 것입니다.
차크라의 시대가 열릴 것이며
역장力場의 설치를 통한
빛과 어둠의 분리가 있을 것이며
아보날의 수여가 역장을 통하여
인류에게 있을 예정입니다.
단지파의 비밀들이 공개될 것이며
천·지·인 삼황사상三皇思想이 펼쳐질 것이며
천·지·인의 합일 또한
땅에서 이루어질 것입니다.

귀 있는 자만이 들을 수 있을 것이며
눈 있는 자만이 볼 수 있을 것입니다.

보이는 세계는 보이지 않는 세계가 지배합니다.
이제 때가 되어
보이지 않는 세계를 보는 사람들이
급격하게 증가할 것이며
보이지 않는 세계의 질서와 원리
우주의 진리들이 펼쳐질 것입니다.

하늘의 뜻을 땅에서 이루는 자들이 있으니
그들은 차크라가 열린 자들이며
단전丹田에 핵核이 있는 자들이며
송과선(인당 차크라)이 열린 사람들이며
그들이 보이지 않는 세계의 문을 열 것이며
그들을 통해 보이지 않는 세계가
세상에 펼쳐지고 알려질 것입니다.

만인성불萬人成佛 시대의 시작이며
미륵의 시대가 열리는 시기이며
예수님의 재림이 준비되는 시기이며
예언서들이 말하는 그때가 지금입니다.

인연이 있는 자만이
차크라를 열 수 있을 것이며
하늘문을 열 수 있을 것입니다.

차크라는 생명입니다.
생명의 문과 진리의 문을 여는 마스터키가
차크라를 여는 것임을 잊지 마십시오.

우데카 팀장은
우주의 프로그램 기획자로서
주어진 역할과 사명을 위해
최선을 다할 것입니다.
인연이 있는 자
함께 하게 될 것입니다.

2015년 11월
청주에서
우데카

지구 5차원 문명을 여는 빛의 일꾼
144,000과
12 차크라

2015년 11월 18일 초판 1쇄 펴냄
2016년 1월 15일 초판 2쇄 펴냄
2023년 3월 10일 초판 3쇄 펴냄
2024년 7월 10일 초판 4쇄 펴냄

지은이 | 우데카
펴낸이 | 가이아

펴낸곳 | 빛의 생명나무
등　록 | 2015년 8월 11일 제 2015-000028호
주　소 | 충북 청주시 청원구 직지대로 855 2층
전　화 | 043-223-7321
팩　스 | 043-223-7771

저작권자ⓒ 우데카, 2015
이 책은 저작권법에 의해 보호를 받는 저작물이므로
저자와 출판사의 허락 없이 인용하거나 발췌하는 것을 금합니다.

ISBN 979-11-956656-0-0 13510
•잘못된 책은 바꾸어 드립니다. •책값은 뒤표지에 있습니다.